De huisarts aan de leiding

De huisarts aan de leiding

Dr. Erik Ranzijn

Bohn Stafleu van Loghum
Houten 2008

© 2008 Bohn Stafleu van Loghum, onderdeel van Springer Uitgeverij

Alle rechten voorbehouden. Niets uit deze uitgave mag worden verveelvoudigd, opgeslagen in een geautomatiseerd gegevensbestand, of openbaar gemaakt, in enige vorm of op enige wijze, hetzij elektronisch, mechanisch, door fotokopieën of opnamen, hetzij op enige andere manier, zonder voorafgaande schriftelijke toestemming van de uitgever.

Voor zover het maken van kopieën uit deze uitgave is toegestaan op grond van artikel 16b Auteurswet 1912 j° het Besluit van 20 juni 1974, Stb. 351, zoals gewijzigd bij het Besluit van 23 augustus 1985, Stb. 471 en artikel 17 Auteurswet 1912, dient men de daarvoor wettelijk verschuldigde vergoedingen te voldoen aan de Stichting Reprorecht (Postbus 3051, 2130 KB Hoofddorp). Voor het overnemen van (een) gedeelte(n) uit deze uitgave in bloemlezingen, readers en andere compilatiewerken (artikel 16 Auteurswet 1912) dient men zich tot de uitgever te wenden.

Samensteller(s) en uitgever zijn zich volledig bewust van hun taak een betrouwbare uitgave te verzorgen. Niettemin kunnen zij geen aansprakelijkheid aanvaarden voor drukfouten en andere onjuistheden die eventueel in deze uitgave voorkomen.

ISBN 978 90 313 5225 8
NUR 870

Ontwerp omslag: Studio Bassa, Culemborg
Ontwerp binnenwerk: TEFF (www.teff.nl)
Foto omslag: E. Enklaar
Automatische opmaak: Pre Press, Zeist

Bohn Stafleu van Loghum
Het Spoor 2
Postbus 246
3990 GA Houten

www.bsl.nl

Inhoud

	Voorwoord	**1**
1	**Leidinggeven: een theoretisch perspectief**	**3**
1.1	Theorie X en theorie Y	4
1.2	Klassieke leiderschapsstijlen	5
1.3	Managerial Grid-theorie	6
1.4	Contingentietheorieën	8
1.4.1	Het 3D-model van Reddin	8
1.4.2	Situationeel Leidinggeven	10
1.5	De Rollen van de Manager	15
1.5.1	Mintzberg	15
1.5.2	Quinn	17
2	**Effectief leidinggeven in de praktijk**	**21**
2.1	Nut en noodzaak	21
2.1.1	Taak- en functieomschrijvingen	22
2.1.2	Belonen	23
2.1.3	Het dagelijkse leidinggeven	25
2.2	Communicatie en gespreksvaardigheden	30
2.2.1	Het communicatiemodel	30
2.2.2	Communicatievormen	32
2.3	De instrumenten	39
2.3.1	Selecteren	39
2.3.2	Instrueren	52
2.3.3	Coachen, feedback geven en motiveren	54
2.3.4	Corrigeren	64
2.3.5	Delegeren	68
2.3.6	Vergaderen	74
2.3.7	Het functioneringsgesprek	77
2.3.8	Het beoordelingsgesprek	90
2.3.9	Conflicten hanteren	108

Literatuur	**119**
Bijlagen	**121**
1 Voorbeeld functieomschrijving praktijkassistent	121
2 Formulier functioneringsgesprek	123
3 Formulier beoordelingsgesprek	129
Over de auteur	**143**

Voorwoord

Al enige jaren was ik werkzaam als trainer/adviseur in 'het bedrijfsleven' toen ik door een toevalligheid in de wereld van de huisartsen terechtkwam. Ik had al een paar keer gesproken op een congres waar zowel huisartsen als tandartsen kwamen, elk met een eigen programma. Ik sprak dan voor de assistenten van beide doelgroepen over communicatie met patiënten en conflictpreventie. Een farmaceutisch bedrijf benaderde het bureau waar ik toen werkte met de vraag of ik een cursus timemanagement voor huisartsen wilde verzorgen. Een van mijn collega's was (is nog steeds, overigens) getrouwd met een huisarts, en gedrieën ontwikkelden we de cursus verder.

In deze cursussen leerden de huisartsen van mij (ons) en ik van hen. Maar ik leerde ook *over* hen. Ik kreeg wel eens de indruk dat de huisarts getrouwd is met zijn vak, maar hooguit verloofd met zijn 'bedrijf.' Zo sprak ik eens een huisarts die tweemaal per jaar factureerde: vóór de zomer, en vóór de kerst. Afhankelijk van het betalingsgedrag van zijn patiënten betekent dit dat hij gauw de helft van zijn jaaromzet 'uit had staan.' Ook kwam ik nog wel eens dokters tegen die meenden dat een huisartsenpraktijk nauwelijks te managen is, en dat timemanagement zeker een illusie is: 'er gebeurt altijd iets onverwachts'.

Niet zelden kreeg ik ook iets te horen over de, niet altijd vlekkeloos verlopende, samenwerking tussen de assistent(e) en de huisarts. Naast de veel gevoelde werkdruk kan die, soms gemankeerde, samenwerking spanningsverhogend werken. Soms kan dit zelfs pathologische vormen aannemen, waarbij de arts en de assistent niet mét, maar ook niet zonder elkaar kunnen. Gelukkig is het niet altijd zo dramatisch, maar in menige samenwerking zien we ingesleten patronen die niet altijd effectief, efficiënt of functioneel zijn. Het is als een rivier waarvan de stroom niet anders gaat lopen, maar waarvan de bedding wel steeds dieper komt te liggen.

Het werd mij duidelijk dat huisartsen inderdaad niet worden (of werden) opgeleid om leiding te geven. Bijna elke arts moet als hij begint zelf maar uitzoeken hoe hij met zijn personeel omgaat. Vaak gaat dat gewoon goed zonder dat daar veel over nagedacht wordt, of omdat de huisarts 'het' in zich heeft. Soms loopt het proces van leidinggeven niet lekker en dan heeft iedere betrokkene, huisarts en medewerkers, daar last van. Op het gebied van leidinggeven valt veel gewoon te leren: op een cursus of uit een boek, of door een combinatie.

Ik heb geordend, samengevat en weggelaten, om de huisarts die zijn eigen leidinggevende kwaliteiten tegen het licht wil houden, of de geneeskundestudent die zich op de toekomstige beroepspraktijk wil voorbereiden, een handvat te geven. Dit boek gaat over leidinggeven: de functionele interactie tussen een leidinggevende en een medewerker. Dat is maar een deel van de praktijkvoering. Praktijkvoering gaat ook over de huisarts als ondernemer, de organisatie van praktijkwerkzaamheden, bouw en inrichting van de praktijk, enzovoort. Deze onderwerpen komen in dit boek niet aan de orde.

De oplettende lezer (waarschijnlijk lezeres) is het al opgevallen: ik heb het hierboven over de huisarts in de mannelijke vorm. Dit gebeurt om de leesbaarheid te bevorderen. Dat wil zeggen om te voorkomen dat de lezer gekweld word door 'hij/zij' en 'hem/haar.' Datzelfde geldt voor de assistent: hiervoor zal ik in het boek uitgaan van de vrouwelijke vorm (zij), terwijl de functie (conform het beroepsprofiel NVDA) wordt aangeduid met assistent. Dit taalgebruik weerspiegelt geenszins mijn mens- en maatschappijvisie.

Erik Ranzijn
Amsterdam, voorjaar 2008

1 Leidinggeven: een theoretisch perspectief

Over het fenomeen leidinggeven wordt al heel lang nagedacht. De oude Egyptenaren moesten een uitgewerkte vorm van leidinggeven en projectmanagement hanteren bij de bouw van de piramides. Dat onze hedendaagse visie op leidinggeven verschilt van die van de Egyptenaren behoeft geen toelichting.

Sinds de industriële revolutie en de ontwikkeling van de gestructureerde industrie werd steeds meer nagedacht over management en leidinggeven, aangezien er een duidelijk verband werd gelegd tussen de stijl van leidinggeven en productiviteit. Deze meer wetenschappelijke benadering kon en kan natuurlijk niet los worden gezien van de gangbare maatschappelijke en sociale visies. De relatie tussen werkgevers en werknemers is medebepalend voor de stijl van leidinggeven en vice versa.

Theorieën over leidinggeven en leiderschap hebben een beperkte houdbaarheid door maatschappelijke ontwikkelingen. Er verschijnen dan ook met grote regelmaat nieuwe boeken over leiderschap en leidinggeven. Veel daarvan zijn normerend van aard: ze beschrijven hoe de auteur vindt dat leiderschap vormgegeven dient te worden. Deze boeken zijn vaak zeer theoretisch en bieden daarmee weinig houvast voor de leidinggevende die op zoek is naar praktische handvatten. Daarnaast blijkt dat veel 'nieuwe' theorieën over leidinggeven en leiderschap terug te voeren zijn op een of meer eerder geformuleerde theorieën. Ze hebben alleen een iets andere formulering en leggen andere accenten. De theorieën die terugkeren in min of meer gemodificeerde vorm zijn:
1 Theorie X en theorie Y (McGregor, 1960);
2 Klassieke leiderschapsstijlen (Stoker & Kolk, 2003);
3 Managerial Grid-theorie (Blake & Mouton, 1965);
4 3D-model (Reddin, 1970);
5 Situationeel Leidinggeven (Hersey & Blanchard, 1969);
6 Rollen van de manager (Mintzberg, 1973).

1.1 Theorie X en theorie Y

In 1924 deden efficiency experts in Hawthorne, Illinois, een onderzoek naar de invloed van verlichting in de fabriek op de productiviteit. Keurig volgens de wetenschappelijke principes werden twee groepen geformeerd: een experimentele testgroep die werkte met verschillende gradaties van verlichting, en een controlegroep die onder de normale – dat wil zeggen gebruikelijke – verlichtingsomstandigheden werkte. Inderdaad bleek, zoals verwacht, de productiviteit van de testgroep beïnvloed te worden door de verlichting. Met meer (betere) verlichting ging de productiviteit omhoog. Bij de controlegroep ging de productiviteit echter ook omhoog, terwijl de verlichting daar niet was bijgesteld! In een poging hiervoor een verklaring te vinden, werden meer experimenten uitgevoerd. Zo verbeterden de onderzoekers de werkomstandigheden van een groep vrouwen die de hele dag telefoonrelais assembleerden door rustpauzes, lunches en kortere werkweken. Uiteraard (volgens onze hedendaagse inzichten) ging de productiviteit omhoog, maar toen de onderzoekers de verbeteringen terugdraaiden, om een negatief effect te kunnen constateren, bleken de outputgegevens naar ongekende hoogten te stijgen. De verklaring voor de productiviteitsstijgingen moest niet gezocht worden in de arbeidsomstandigheden, maar in de menselijke aspecten. Als gevolg van alle aandacht van de onderzoekers, voelden de vrouwen zich een belangrijk onderdeel van de organisatie. Zij waren niet langer onbetekenende individuen, maar een onderscheidbare groep medewerkers met competentie en prestatie. Deze aandacht was de verklaring voor hun verhoogde productiviteit. Het fenomeen dat alleen het geven van aandacht de prestatie (en dus de wetenschappelijke resultaten) kan beïnvloeden wordt in de psychologie sindsdien het Hawthorne-effect genoemd.

De resultaten van deze studies vormen de basis van de benadering van Douglas McGregor (1960). Hij stelde dat vooronderstellingen van managers over de menselijke aard en motivatie weerspiegeld worden in hun stijl van leidinggeven. Volgens McGregor kunnen managers twee verschillende theorieën aanhangen: X en Y. De aanhangers van theorie X hanteren de klassieke opvatting van management dat een organisatie hiërarchisch gestructureerd moet zijn met veel toezicht en controle. Theorie X gaat uit van de volgende aannamen:
– Werk is uit de aard van de zaak onaangenaam voor de meeste mensen en zij zullen dit dus zo veel mogelijk vermijden.
– De meeste mensen zijn niet ambitieus, hebben geen behoefte aan verantwoordelijkheid en worden het liefst aangestuurd.
– De meeste mensen hebben onvoldoende creativiteit om organisatievraagstukken op te lossen.
– Motivatie is gebaseerd op geld, secundaire arbeidsvoorwaarden en de vrees voor straf.
– Mensen moeten sterk gecontroleerd en vaak zelfs gedwongen worden om de organisatiedoelen te bereiken.

Een leidinggevende wiens mens- en maatschappijbeeld gebaseerd is op theorie X zal naar alle waarschijnlijkheid ook een stijl van leidinggeven hanteren die gekenmerkt wordt door dominantie, eenrichtingscommunicatie, dwang, controle en straf. Het gevaar bestaat dat medewerkers, geconfronteerd met dit leidinggevende gedrag, op hun beurt het bijbehorende gedrag gaan vertonen. Zij zullen 'achterover gaan leunen', het werk zelf niet leuk vinden en niet te motiveren zijn voor 'iets extra's'. De manager creëert hiermee een *self-fulfilling prophecy*.

Naast theorie X zette McGregor theorie Y met de volgende uitgangspunten:
- Onder de juiste condities is werk even natuurlijk als spel en ontspanning.
- Mensen willen controle en verantwoordelijkheid over hun eigen handelen.
- Mensen hebben voldoende creativiteit om een wezenlijke bijdrage aan de organisatiedoelen te leveren.
- Mensen presteren beter als zij ontplooiingsmogelijkheden hebben en als zij ook immaterieel beloond worden.

Het spreekt voor zich dat de theorieën X en Y zich vertalen naar heel verschillende leiderschapsgedragingen. Het gevaar bestaat echter dat we gedragingen uit theorie X op voorhand afwijzen door het maatschappelijk mensbeeld dat erbij hoort.

1.2 Klassieke leiderschapsstijlen

In de jaren zestig van de vorige eeuw werd ook in organisaties aandacht besteed aan democratisering. Theorieën over leidinggeven uit die tijd maken vaak een onderscheid op basis van de mate waarin de leidinggevende de medewerker de mogelijkheid biedt om inspraak en (mede)beslissingsbevoegdheid te hebben (Likert, 1961; Vroom, 1964; Vroom & Yetton, 1973). Het is gangbaar geworden om drie klassieke benaderingen van leidinggeven te onderscheiden (Stoker & Kolk, 2003):
1 *Autoritair leiderschap.* Bij deze stijl van leidinggeven neemt de leidinggevende zelf alle beslissingen, geeft instructies en concentreert zich op de bewaking van het doel en de werkuitvoering. De leidinggevende geeft geen ruimte voor initiatief en de medewerkers hebben weinig invloed op de besluitvorming. Voor de autoritaire manager is macht een belangrijk hulpmiddel om invloed uit te oefenen. De manager ontleent zijn macht aan de hiërarchische positie die hij inneemt.
2 *Democratisch leiderschap.* Deze stijl wordt ook wel participatief leiderschap genoemd. Er wordt gestreefd naar gezamenlijke beslissingen, invloed van medewerkers op de besluitvorming en zelfcontrole en initiatief van medewerkers. De leidinggevende is meer begeleider of coördinator. Democratisch leiderschap leidt tot een aantal gewenste effecten zoals tevredenheid met het werk, betrokkenheid en minder burn-out (Stoker & Kolk, 2003). Andere auteurs wijzen op het gevaar van de latente aanwezigheid

van geringe slagvaardigheid en besluiteloosheid (Van Dam & Marcus, 1999).
3 *'Laisser faire' leiderschap.* Dit is een paradoxale stijl van leidinggeven. De manager heeft weinig bemoeienis met de groepsleden, zij gaan zo veel mogelijk hun eigen gang. De manager grijpt alleen in als dat strikt noodzakelijk is. De veronderstelling is dat de medewerkers door het 'laisser faire' van de 'leidinggevende' zelf initiatieven en besluiten nemen.

De laatste decennia is vooral overeenstemming bereikt over de overtuiging dat *de* ideale stijl van leidinggeven niet bestaat. Het democratisch leiderschap wordt nog wel eens als de ideale aanpak gezien. Medewerkers blijken vaak gemotiveerder te zijn en meer initiatief te tonen in een omgeving met democratisch leiderschap, waar ruimte is voor participatie. Teams blijken dan beter samen te werken en er heerst een betere teamspirit. Toch is democratisch leiderschap niet per definitie de meest ideale stijl gezien het mogelijk nadelige effect op besluitvaardigheid.

De leiderschapsstijl 'laisser faire' kan uitermate goed werken bij een groep hoog geprofessionaliseerde medewerkers. Zij krijgen dan de ruimte eigen inzichten te ontwikkelen over een optimale taakuitoefening. Deze creativiteit kan een organisatie zeer ten goede komen. Deze stijl komt echter niet tegemoet aan de behoefte aan duidelijkheid. Medewerkers willen vaak wel graag een kader waarbinnen ze de gewenste autonomie hebben.

De autoritaire opstelling is eveneens niet altijd uit den boze. Deze aanpak is zelfs een noodzaak in een crisissituatie of in andere urgente gevallen. Daarnaast kan deze aanpak ook zeer geschikt zijn in gewone dagelijkse werksituaties, bijvoorbeeld bij het leidinggeven aan een team met weinig saamhorigheid.

1.3 Managerial Grid-theorie

In de periode 1945-1965 werd aan de Ohio State University en de University of Michigan veel studie naar leiderschap gedaan, waarbij de meeste studies een attitudebenadering hadden: het waren vooral vragenlijstonderzoeken naar de attitudes en predisposities van leidinggevenden. De vroege studies deden een poging om clusters van samenhangende eigenschappen te identificeren die een relatie vertoonden met verschillende maten van effectiviteit. Deze studies vormden de basis voor de Managerial Grid-theorie van Robert R. Blake en Jane S. Mouton. Hierin werden twee indicatoren vastgesteld: de *employee orientation* (de mate van mensgerichtheid) en de *production orientation* (de mate van productie- of taakgerichtheid). Leiders die in hoge mate als mensgericht werden omschreven, benadrukten vooral het relationele aspect van hun werk. Zij waren van mening dat elke medewerker van belang is en toonden belangstelling voor hen, waarbij ze hun individualiteit en persoonlijke behoeften accepteerden. Taakgerichte leiders legden vooral de nadruk op de productie en de technische aspecten van hun werk. Medewerkers werden vooral beschouwd als instrumenten die ingezet konden worden om

de organisatiedoelen te bereiken. Blake en Mouton onderscheiden vijf verschillende leiderschapsstijlen gebaseerd op deze twee indicatoren:
1 *Impoverished (verschraald leiderschap)*. Deze stijl wordt gekenmerkt door de lage mate van productie- en medewerkergerichtheid. De leidinggevende vertoont minimale inspanning om het werk gedaan te krijgen. Aandacht voor het menselijke aspect is zeer gering.
2 *Task (taakgericht of autoritair management)*. De efficiency is het resultaat van het arrangeren van werkcondities, zodanig dat ze de menselijke elementen zo min mogelijk verstoren.
3 *Team (teamgericht of democratisch management)*. Hoge prestaties worden bereikt door betrokken medewerkers en een goede sfeer. Gezamenlijke betrokkenheid bij de organisatiedoelen leidt tot relaties die worden gekenmerkt door vertrouwen en respect.
4 *Country Club Management (gezelligheidsvereniging)*. Warme aandacht voor de behoefte van mensen aan plezierige relaties leidt tot een comfortabele, vriendelijke organisatie.
5 *Middle-of-the-Road (gulden middenweg)*. Effectiviteit en efficiëntie worden bereikt door een balans tussen mens- en productiegerichtheid.

Aangezien de Managerial Grid-theorie een attitudetheorie is, weerspiegelen de leiderschapsstijlen de persoonlijkheid van de manager. Deze is dus een vast gegeven. In de visie van Blake en Mouton is de *gulden middenweg* de meest ideale stijl van leidinggeven. In tabel 1.1 worden de leiderschapsstijlen van Blake en Mouton met elkaar vergeleken op een aantal leiderschapskwaliteiten.

Tabel 1.1	Leiderschapsstijlen en -kwaliteiten in de visie van Blake en Mouton.				
Dimensie	Verschraald management	Taakgericht management	Countryclub management	Gulden middenweg	Teamgericht management
productiviteit	gering	hoog	gering	matig	hoog
houding t.o.v. fouten	onverschillig	negeren	niet problematisch	oplossen	oorzaken wegnemen
houding t.o.v. medewerkers	nauwelijks betrokken	dirigerend	positief	luisterend	prettig
communicatie	oppervlakkig	één richting	intensief	zorgzaam	open
motivatie	nauwelijks	door straf en beloning	groot	matig	zeer groot

1.4 Contingentietheorieën

Er is veel kritiek geweest op de theorieën van McGregor, die over de klassieke leiderschapsstijlen en de Managerial Grid-theorie. Ze werden met name te 'plat' gevonden: de stijl van leidinggeven was te herleiden tot twee dimensies en er werd geen rekening gehouden met de situatie waarin de leidinggevende zich bevindt. De stijl van een leidinggevende wordt beïnvloed door allerlei factoren, zoals:

- *Persoonlijkheid.* Een leidinggevende brengt zijn eigen persoonlijkheid mee in een situatie. Het spreekt voor zich dat een ingetogen persoon op een andere wijze leiding geeft dan iemand die extravert en flamboyant is. De volgende persoonlijkheidskenmerken dragen bij aan de effectiviteit van een leidinggevende:
  1. *helikopterkwaliteit*, het vermogen afstand te nemen van problemen en ze in een groter verband te zien;
  2. *analytisch vermogen*, om ingewikkelde problemen te definiëren, analyseren en oorzaak en gevolg te onderscheiden;
  3. *verbeeldingskracht*, om niet-alledaagse alternatieven te onderscheiden op het eigen werkterrein;
  4. *zin voor realiteit*, de werkelijkheid zien zoals zij is – zo feitelijk mogelijk – en het vermogen om tot objectieve en haalbare oplossingen te komen;
  5. *vitaliteit*, om met energie en inzet een taak aan te pakken;
  6. de betekenis van *vroegere ervaringen* en (persoonlijke) *verwachtingen* voor de leidinggevende, bijvoorbeeld de voorbeelden die de manager zelf heeft gehad: hoe gaven zijn managers leiding vóórdat hijzelf manager werd?
- *Taakeisen.* Verschillende taken stellen verschillende eisen aan een leidinggevende. In het geval van een crisis zal een leidinggevende anders moeten reageren dan wanneer er 'platgetreden paden' worden bewandeld.
- *Kenmerken, verwachtingen en gedrag van superieuren, collega's en medewerkers.* Niet alleen in werksituaties, maar ook in het dagelijks leven daarbuiten wordt ons gedrag mede bepaald door de verwachtingen die de omgeving van ons heeft.
- *Organisatiecultuur en beleid.* De cultuur van een organisatie heeft in belangrijke mate invloed op leiderschapsstijlen. Deze bepaalt bijvoorbeeld mede de mate van invloed van de medewerkers op het beleid.

In de contingentietheorieën speelt juist de situatie een belangrijke rol. Reddin (1970) voegde een derde dimensie toe: *effectiviteit*. House (1971) bracht in zijn Pad-Doel-Theorie de verwachtingen van de medewerkers voor het voetlicht. Hersey en Blanchard (1988) vestigden de aandacht op de relatie tussen de stijl van leidinggeven en de taakvolwassenheid van de medewerker.

1.4.1 Het 3D-model van Reddin

Evenals Blake en Mouton onderscheidt Reddin (1970) de dimensies taak- en mensgerichtheid, maar voegde de dimensie effectiviteit daaraan toe. Hij beschrijft vier basisstijlen van leiderschap die zich onderscheiden door de mate van relatiegerichtheid (mensgerichtheid) en taakgerichtheid:

1 *Relatiestijl*. Deze stijl wordt vooral toegepast door leidinggevenden die veel en frequent met hun medewerkers communiceren. Deze manager beschikt uiteraard over goede communicatieve vaardigheden. Hij staat open voor en weet wat er speelt en leeft bij en tussen de medewerkers.
2 *Integratiestijl*. De manager die de integratiestijl toepast stemt zijn doelen en werkwijzen af met die van de managers in zijn omgeving. Om zijn medewerkers 'aan het werk te krijgen' zet hij vooral zijn motivatietechnieken in en maakt nauwelijks gebruik van macht(smiddelen).
3 *Afscheidingsstijl*. De manager concentreert zich op procedures, richtlijnen, methoden en systemen. Kortom: 'de lijnen op de weg'. Deze manager zal de medewerkers dan ook vooral 'op de weg houden'.
4 *Toewijdingsstijl*. Deze manager is 'getrouwd met het vak'. Zijn medewerkers moeten net zo goed worden als hij en hij zal dus vooral aandacht besteden aan de technieken.

In figuur 1.1 is de relatie tussen de stijl van leidinggeven en de mate van taak- en relatiegerichtheid (tweedimensionaal) weergegeven.

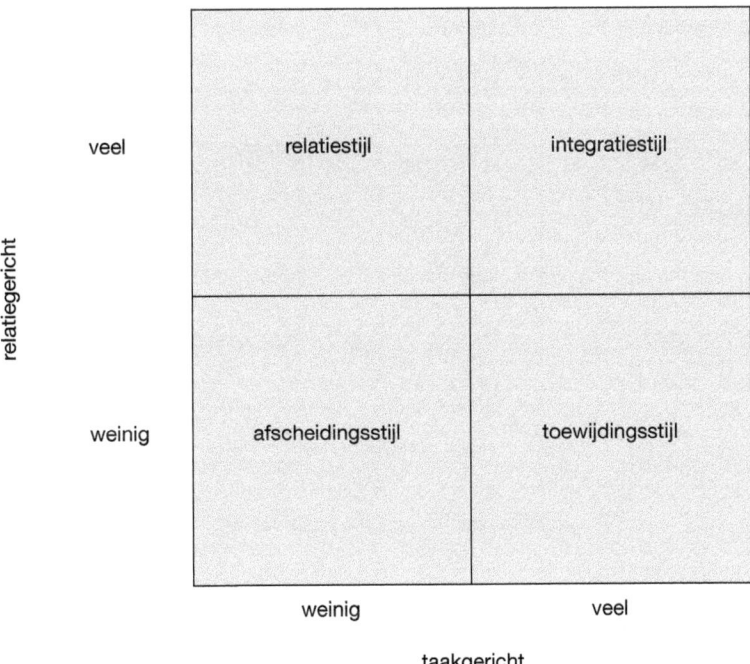

Figuur 1.1
Relatie stijl leidinggeven en taak- en relatiegerichtheid.

De effectiviteit (de derde dimensie) waarmee deze stijlen door de manager worden toegepast, wordt beïnvloed door vier eigenschappen van de manager zélf:

1 *Stijlbewustheid.* De effectieve manager is zich bewust van zijn eigen stijl van leidinggeven en dus in staat zichzelf te beoordelen.
2 *Situationele gevoeligheid.* De effectieve manager kan de actuele situatie beoordelen en evalueren.
3 *Stijlflexibiliteit.* De effectieve manager kan zijn stijl aanpassen zodra de omstandigheden (situatie) wijzigen.
4 *Veranderingsvaardigheid.* De effectieve manager kan de situatie zodanig veranderen, dat het mogelijk wordt deze effectief te managen.

De aanwending van deze vier eigenschappen gezamenlijk vormen volgens Reddin de effectiviteit. Hij maakt ook met betrekking tot deze dimensie een onderscheid tussen een grotere of geringere mate van effectiviteit. De vier verschillende leiderschapsstijlen gecombineerd met effectiviteit leiden tot acht verschillende managerstypen (tabel 1.2).

Tabel 1.2 Acht managerstypen.

Leiderschapsstijl	Effectiviteit	Managerstype
Relatiestijl	hoog	ontwikkelaar
	laag	missionaris
Integratiestijl	hoog	bestuurder
	laag	compromiszoeker
Afscheidingsstijl	hoog	bureaucraat
	laag	deserteur
Toewijdingsstijl	hoog	welwillend autocraat
	laag	autocraat

1.4.2 Situationeel Leidinggeven

Paul Hersey en Ken Blanchard hebben de benadering van Blake en Mouton en later ook van Reddin verder uitgewerkt tot hun theorie Situationeel Leidinggeven (Hersey & Blanchard, 1969; Hersey, 1984; Hersey & Blanchard, 1988). De eerste versie van hun theorie dateert van 1969 en in 1990 is de theorie op een aantal essentiële punten verder aangepast. Nog steeds wordt hun theorie als een van de meest belangwekkende en praktische benaderingen gezien, vandaar dat er in deze paragraaf ruime aandacht aan besteed wordt. Hersey en Blanchard onderscheiden bij een leidinggevende eveneens gerichtheid op de taak van de medewerker (sturend gedrag) en gerichtheid op ondersteuning. Beide dimensies kan een leidinggevende sterk of minder sterk benadrukken en dat is de basis voor vier stijlen van leidinggeven.

Dimensie sturend gedrag

De manager wil dat de werkzaamheden goed en op tijd worden gedaan. Die activiteiten die tot doel hebben ervoor te zorgen dat het werk tot concrete resultaten leidt, worden sturende of taakgerichte activiteiten genoemd. Hierbij valt te denken aan opdrachten geven en controle op uitvoering of voortgang. Met het sturende gedrag wordt sturing gegeven aan de activiteiten van anderen. Voorbeelden van sturend gedrag zijn:
– eenzijdig communiceren;
– instrueren, opdracht geven;
– taken en verantwoordelijkheden omschrijven;
– bepalen wie, wat, waar, hoe moet doen;
– initiëren, richting geven;
– controle uitoefenen.

Dimensie ondersteunend gedrag

Alle acties die gericht zijn op het onderhouden en ondersteunen van de relatie met en tussen de medewerkers is ondersteunend gedrag. Hierbij valt te denken aan sfeer, motivatie en onderlinge verhoudingen. Voorbeelden van ondersteunend gedrag zijn:
– tweezijdig communiceren en actief luisteren;
– aanmoedigen, ondersteunen;
– erkenning geven;
– juiste voorwaarden scheppen om het werk te vergemakkelijken en te veraangenamen;
– interactie bevorderen.

Sturend en ondersteunend gedrag sluiten elkaar niet uit. Elk gedrag van een leidinggevende is op beide dimensies te plaatsen. Het kan hoog taaksturend en tegelijkertijd hoog ondersteunend zijn. Of juist laag op beide fronten.

De vier basisstijlen

Hersey en Blanchard onderscheiden vier basisstijlen:
1 *Leiden*: veel sturing en weinig ondersteuning.
2 *Coachen*: veel sturing en veel ondersteuning.
3 *Steunen*: weinig sturing en veel ondersteuning.
4 *Delegeren*: weinig sturing en weinig ondersteuning.

- *Stijl 1: Leiden.* Het accent ligt op instructies en opdrachten geven. Er is sprake van eenzijdige communicatie. De leidinggevende vertelt het wie, wat, waar, wanneer en hoe van de uit te voeren taken. Hij stelt vragen als: 'Is het goed begrepen?' of 'Zijn er nog vragen?' En verder controleert hij goed hoe de taak wordt uitgevoerd.
- *Stijl 2: Coachen.* Het accent ligt op inzicht geven in en begrip kweken voor de sturing of de opdracht. Naast informatie over het wie, wat, waar, wanneer en hoe, zoals bij stijl 1, wordt ook informatie gegeven over het waarom. Hierbij is sprake van tweezijdige communicatie. De medewerkers zijn vrij om te vragen en zelfs om iets ter discussie te stellen. De leidinggevende hoeft niet altijd alle antwoorden te weten. Hij staat ook open voor nieuwe gezichtspunten die naar voren komen op grond van toegestane en zelfs gewenste 'waaromvragen'.
- *Stijl 3: Steunen.* Het accent ligt op steun geven en motivatie. De manager laat merken dat hij veel vertrouwen heeft in het kunnen van de medewerkers. Bij problemen helpt hij de medewerkers om oplossingen aan te dragen. Aan weerstanden besteedt hij alle aandacht om desondanks de medewerkers te kunnen motiveren tot het werk. Kortom: de medewerker wordt aangesproken op zijn deskundigheid en de leidinggevende stelt zich steunend op.
- *Stijl 4: Delegeren.* Het accent ligt op delegatie. De medewerker werkt zo veel mogelijk zelfstandig. Wel wordt er aandacht besteed aan condities en mate van vrijheid op grond waarvan een medewerker de taak zelfstandig kan uitvoeren.

Om flexibel leiding te kunnen geven moet een leidinggevende deze stijlen in verschillende situaties kunnen toepassen. Alleen, wanneer is welke stijl of welke aanpak effectief? Hersey en Blanchard definiëren effectiviteit niet louter op basis van de eigenschappen van de leidinggevende zoals Reddin, maar nemen veel meer de situatie waarin de leidinggevende moet handelen als bepalende factor (en uiteraard de wijze waarop de leidinggevende hier op inspeelt).

Effectiviteit

Effectief leidinggeven betekent een op de situatie afgestemde aanpak hanteren. Het is belangrijk te bekijken waarom een stijl in de ene situatie tot een beter resultaat leidt dan in de andere. Hersey en Blanchard stellen dat twee factoren een bepalende rol spelen bij het vaststellen van effectiviteit: het ontwikkelingsniveau van de medewerker en bepaalde kenmerken van de werksituatie.

Het *ontwikkelingsniveau* is de mate waarin medewerkers in staat zijn verantwoordelijkheid te dragen voor de zelfstandige uitvoering van een bepaalde taak. Dit ontwikkelingsniveau bestaat uit enerzijds de 'competentie', anderzijds de 'betrokkenheid' om die taak uit te voeren. Onder 'competentie' verstaan we kennis, opleiding, ervaring, en kunde (bekwaamheid). Onder 'betrokkenheid' verstaan we (prestatie)bereidheid, motivatie, verantwoordelijkheidsgevoel en zelfvertrouwen (durven).

Gebaseerd op deze twee factoren onderscheiden Hersey en Blanchard vier niveaus van taakbekwaamheid of ontwikkelingsniveaus (O1, O2, O3 en O4). Deze vier niveaus geven aan in welk ontwikkelingsstadium een medewerker zich bevindt ten aanzien van een bepaalde taak. De ontwikkelingsniveaus zijn als volgt te omschrijven:
- *O1: lage competentie – hoge betrokkenheid.* De medewerker is bereid om de taak uit te voeren, hij is wel gemotiveerd, maar mist de vereiste bekwaamheid en kan onzeker zijn (een nieuwe medewerker met nieuwe taken).
- *O2: matige competentie – zwakke betrokkenheid.* De medewerker heeft nu enige competentie, maar is weinig gemotiveerd en/of enigszins onzeker de taak uit te voeren (bijvoorbeeld een nieuwe medewerker die na een voortvarende start de eerste negatieve ervaringen opdoet bij een zelfstandige taakuitvoering).
- *O3: hoge competentie – wisselende betrokkenheid.* De medewerker beschikt nu over voldoende kennis en kunde (competentie), maar aarzelt soms bij onverwachte problemen in de taakuitvoering; medewerker voelt zich onzeker of mist informatie.
- *O4: hoge competentie – hoge betrokkenheid.* De medewerker is zowel bekwaam als betrokken om de taak zelfstandig uit te voeren.

Het begrip ontwikkelingsniveau slaat niet op de persoon in zijn totaliteit, maar op diens competentie en betrokkenheid om een *specifieke* taak of opdracht uit te voeren. Een medewerker kan bijvoorbeeld op een O4-niveau zitten op de ene taak en op een O1-niveau als het gaat om een andere taak. Dat betekent voor de leidinggevende dat hij sommige taken kan delegeren en andere taken met veel instructie en toezicht moet begeleiden.

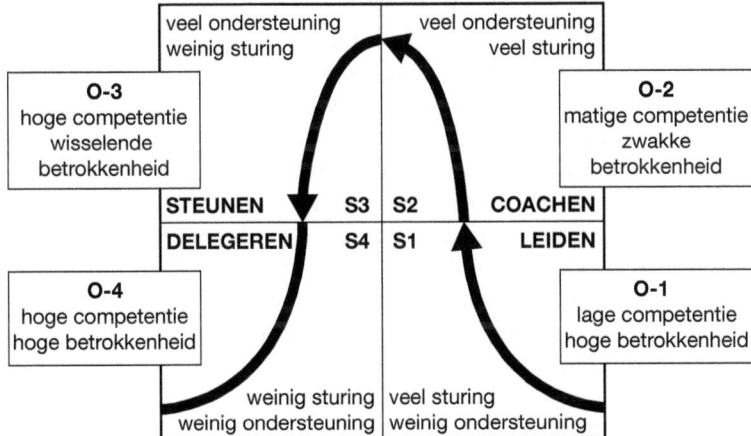

Figuur 1.2
Relatie ontwikkelingsniveau medewerker en stijl leidinggeven.

In figuur 1.2 is de relatie weergegeven tussen het ontwikkelingsniveau van de medewerker en de stijl van leidinggeven. De grondgedachte is dat de leidinggevende gas terugneemt, minder sturing geeft, wanneer het ontwikkelingsniveau van de medewerker toeneemt. Hij geeft minder sturing, maar meer ondersteuning tot de medewerker op een hoger niveau is gekomen. De ondersteuning wordt minder als de medewerker op het hogere niveau zo bekwaam is dat hij zelf voldoende erkenning en beloning put uit het goed volbrengen van de taak. Zo beweegt de geschikte stijl van leidinggeven mee met de ontwikkeling van de medewerker. Om de meest geschikte stijl van leidinggeven te bepalen, moet eerst de taak ingeschat worden en daarna het niveau van de vereiste taakbekwaamheid. Dit inschatten zal steeds per taak per medewerker opnieuw moeten gebeuren.

De tweede factor die een bepalende rol speelt bij het vaststellen van effectiviteit is *de werksituatie*. Het begrip 'situatie' is tot dusver vrij beperkt opgevat, in feite teruggebracht tot één aspect: het ontwikkelingsniveau van medewerkers en de daarbij passende leiderschapsstijl. Naast de directe samenwerking tussen leidinggevende en medewerkers, kunnen nog andere factoren een belangrijke rol spelen die de effectiviteit van het leiderschapsgedrag mede beïnvloeden.

– *De cultuur van de organisatie.* Deze kan per organisatie sterk verschillen. Toegespitst op het leidinggeven zal de ene organisatie meer hiërarchisch zijn dan de andere. Ook is het in sommige organisaties hoogst ongebruikelijk om enige directe terugkoppeling te geven aan de medewerkers, terwijl andere een doordacht belonings- en beoordelingssysteem toepassen.

– *Historische ontwikkelingen van de organisatie.* Samenhangend met het vorige punt zullen organisaties sterk kunnen verschillen in hun ontwikkeling. Dit kan van invloed zijn op de wijze waarop wordt leiding gegeven, waardoor een bepaalde stijl overheersend wordt.

– *De beschikbare tijd voor beslissingen.* Deze factor kan zwaar meetellen als het gaat om een stijl van leidinggeven die meer overleg of samenspraak vergt. Soms is er echt geen tijd voor, vaak wordt de tijd echter als een te gemakkelijk excuus gehanteerd.

– *Gedrag en verwachtingen van collega's en leidinggevenden.* Deze bepalen mede wat de individuele leidinggevende aan ruimte heeft om een bepaalde stijl te hanteren. Zo kan er sprake zijn van streng opgelegde regels en wijzen van optreden (denk aan sterk hiërarchische organisaties als het leger). Ook de manager van de leidinggevende speelt een belangrijke rol. De houding en mate van ondersteuning van deze manager zal van grote invloed zijn op de (on)mogelijkheden van de leidinggevende.

Naast deze factoren zijn er nog vele andere te noemen, zoals de opvattingen van de leidinggevende en de eisen die zij of hij aan zichzelf stelt. Ook maatschappelijke ontwikkelingen zijn van invloed op wat een leidinggevende wel en niet kan doen.

1.5 De Rollen van de Manager

Als we alleen de stijlen van leidinggeven in aanmerking nemen, doen we geen recht aan het brede takenpakket van elke manager (dus ook de huisarts). Naast het sturen op relatie en taak, medewerkers in hun taakvolwassenheid ontwikkelen, richten managers zich op veel meer aandachtsgebieden. Ze moeten zorgen dat de ondernemingsdoelstellingen geformuleerd zijn en helder gecommuniceerd zijn aan de medewerkers en de omgeving. Managers bepalen de precieze functie-inhoud van de medewerkers en zij stellen procedures op. Deze handelingen gaan verder dan het dagelijkse leidinggeven. Om de greep op het dagelijkse leidinggeven te vergroten, is het goed om het brede spectrum van de verschillende rollen van de manager te beschouwen. Twee auteurs hebben hierover uitgebreid gepubliceerd: Mintzberg (1973, 1989) en Quinn (e.a., 1997).

1.5.1 Mintzberg

In zijn belangrijke en invloedrijke werk beschrijft Mintzberg (1973, 1989) een manager als een persoon die een formele verantwoordelijkheid heeft over een organisatie (of onderdeel daarvan). Zijn definitie omvat zowel een *Chief Executive Officer* (CEO) als een afdelingshoofd, bisschop, voorman, hockeycoach of premier. De formele autoriteit (status) die al deze personen bezitten, leidt tot verschillende interpersoonlijke relaties en toegang tot informatie. Deze informatie moet de manager vervolgens in staat stellen beslissingen te nemen en strategieën uit te zetten.

Mintzberg stelt dat het werk van een manager beschreven kan worden aan de hand van een tiental 'rollen', ofwel georganiseerde verzamelingen van gedrag die bij die 'positie' horen: interpersoonlijke, informatie, en besluitvormende rollen. De *interpersoonlijke rollen* volgen rechtstreeks uit de formele autoriteit die de manager heeft en zijn:
- *Het boegbeeld.* Vanuit zijn positie in de organisatie vervult een manager bepaalde ceremoniële taken. Dit kunnen zowel interne als externe vertegenwoordigingen zijn. Zo inspecteert de minister-president op staatsbezoek de erewacht, bezoekt een afdelingshoofd de trouwerij van een van zijn medewerkers en gaat de salesmanager lunchen met een belangrijke klant. In zijn rol als boegbeeld kan de manager ook aangesproken worden op zaken die eigenlijk onder de verantwoordelijkheid van een van zijn medewerkers vallen (ook als het niet goed gaat).
- *De leider.* De manager is dus eindverantwoordelijk voor de werkzaamheden die zijn medewerkers uitvoeren. De leidersrol bepaalt dus dat hij hier sturing aan geeft. Het komt erop neer dat hij zorg draagt voor de eindresultaten van zijn organisatie(onderdeel). Hij stimuleert een goede sfeer/ goed klimaat en bevordert de motivatie van de individuele medewerker. Tevens bepaalt de leidersrol dat hij een goed personeelsbeleid voert (werving, selectie, introductie, opleiding, beloning, enz.). De invloed die een manager heeft zien we vooral in de leidersrol. Terwijl de formele autoriteit de manager 'voorziet' van macht, bepaalt de leidersrol in feite hoe en in

welke mate deze macht wordt aangewend. De stijlen van leidinggeven zoals we die hebben gezien bij Blake en Mouton, Reddin, Hersey en Blanchard zijn dus directe uitvloeisels van deze rol.
– *De tussenpersoon.* De manager is een verbindingsschakel tussen zijn organisatie en de omgeving waarvan de organisatie deel uitmaakt. Hij staat in een netwerk van relaties die hij onderhoudt. Een dergelijk netwerk kan essentieel zijn, omdat hij in andere rollen weer gebruikmaakt van de informatie, privileges en gunsten die hij via dat netwerk verkrijgt.

Bij de gratie van interpersoonlijke contacten met zowel de eigen medewerkers als de omgeving (netwerk), fungeert de manager als het informatieve zenuwcentrum. Hij weet uiteraard niet alles, maar vaak wel meer dan zijn medewerkers. *Informatierollen* zijn:
– *De waarnemer.* In deze rol is de manager een informatieverzamelaar. De waarnemer weet wat er speelt en leeft bij zijn medewerkers en zijn belangrijkste netwerken. Hiertoe worden zo veel mogelijk bronnen geraadpleegd: gesprekken in en buiten de organisatie, informele bijeenkomsten, 'wandelingetjes' in de organisatie, enz. Deze rol kan zijn rol als *leider*, maar ook de besluitvormende rollen verder ondersteunen.
– *De doorgever.* Managers moeten (sommige) informatie die zij als *waarnemer* verkrijgen delen en verspreiden. Sommige informatie kan voor andere personen in de organisatie nodig zijn. Hierbij kan de manager als een informatieverwerkend systeem werken: hij 'vertaalt' de informatie, schat de mogelijke invloed in van de bron en bepaalt de relevantie voor zijn organisatie.
– *De woordvoerder.* In zijn rol als woordvoerder verspreidt de manager informatie, zowel in als buiten de organisatie. Deze rol is uiteraard nauw verwant met zijn rol als *boegbeeld,* echter in deze rol is de manager vaak ook inhoudelijk actief. Hij is immers de expert.

Informatie is zelden een doel op zich. Het is de fundamentele input bij het nemen van beslissingen. In het besluitvormingsproces speelt de manager een belangrijke rol. Vanuit zijn formele autoriteit kan hij zijn organisatie committeren aan belangrijke acties en als 'zenuwcentrum' heeft hij toegang tot informatie die deze acties onderbouwen. *Besluitvormende* rollen zijn:
– *De ondernemer.* Als entrepreneur zoekt de manager naar mogelijkheden om zijn organisatie te verbeteren. Veelal betekent dit: aanpassen aan de veranderende eisen die de omgeving stelt. In concreto komt dit neer op doelen formuleren van, plannen opstellen, werkwijzen en procedures (protocollen) aanpassen.
– *De storingsoplosser.* Iedere manager heeft te maken met situaties die de normale gang van zaken op een ongewenste manier (kunnen) verstoren en om directe actie vragen. Het kan gaan om relatief kleine zaken als onverwachte ziekte van een medewerker of een conflict tussen twee medewerkers, maar ook grotere zaken als het wegvallen van investeringsbudgetten of een dreigende staking. Veel manager besteden een groot deel van hun tijd als *storingsoplosser.* Helemaal storingen voorkomen is een illusie.

Mintzberg (1983, p. 20) stelt: 'Disturbances arise not only because poor managers ignore situations until they reach crisis proportions, but also because good managers cannot possibly anticipate all the consequences of the actions they take.'

- *De organisator.* Deze rol noemt Mintzberg zelf de *resource allocator*, de 'middelen-toewijzer'. Dat wil zeggen dat de manager voortdurend beslissingen neemt met betrekking tot de inzet van tijd, geld, mensen, materialen, gebruik van ruimtes, deskundigheid enzovoort. Vanuit deze rol bepaalt de manager ook de structuur van de organisatie, het patroon van formele relaties, de verantwoordelijkheden, bevoegdheden, werkwijzen en procedures.
- *De onderhandelaar.* De manager onderhandelt in zijn organisatie met medewerkers over bijvoorbeeld toewijzing van resources (salaris, vrije dagen, enz.). Buiten de organisatie onderhandelt de manager met personen en organisatie in zijn netwerk.

Mintzberg benadrukt dat de tien rollen niet goed van elkaar te scheiden zijn. Een manager die zijn rol als *tussenpersoon* onvoldoende vervult, zal een gebrek aan externe informatie hebben. Dientengevolge wordt het moeilijk om de informatierollen en de besluitvormende rollen te vervullen. Aan de andere kant stelt hij dat er per aard van de organisatie accentverschillen zullen zijn in de relevantie van de verschillende rollen.

1.5.2 Quinn

Robert E. Quinn (e.a., 1997) beschrijft acht verschillende managementrollen. Deze rollen zijn terug te leiden naar de vier belangrijkste managementmodellen die in de twintigste eeuw gehanteerd zijn. Ook Quinn stelt dat de hedendaagse effectieve manager al deze rollen in zich geïntegreerd heeft.

Rationeeldoelmodel

De effectiviteit van een organisatie wordt afgemeten aan de productiviteit en de winst. Deze productiviteit wordt bereikt door een duidelijke leiding waarbij de nadruk wordt gelegd op de verduidelijking van de doelen, rationele analyses en handelend optreden. Het organisatieklimaat is dan ook rationeel economisch: de eindresultaten tellen. De managersrollen die op dit model zijn gebaseerd zijn de *bestuurder* en de *producent*. De manager als *bestuurder* maakt zijn verwachtingen en visie duidelijk aan zijn medewerkers. Hij stelt duidelijke doelen en koppelt daar een planning aan vast. Hij neemt initiatieven, definieert problemen, rollen en taken en stelt het beleid en de regels op. Hij geeft instructies of hij delegeert. De *producent* is sterk gericht op de taak en heeft daarbij een grote betrokkenheid en motivatie. Hij is dus gericht op het bevorderen van een productieve werkomgeving, waarbij time- en stressmanagement een grote nadruk krijgen.

Internprocesmodel

Stabiliteit en continuïteit zijn bepalend voor de effectiviteit van een organisatie. Deze stabiliteit wordt bereikt door routines als werken met vast omschreven verantwoordelijkheden, en meten, registreren en documenteren. In het hiërarchische organisatieklimaat worden alle beslissingen genomen volgens vaste regels, structuren en tradities. De taak van de manager is een gestructureerde *controleur* of *coördinator* te zijn. Als *controleur* wordt van de manager verwacht dat hij weet wat er speelt. Hij controleert of iedereen zich aan de regels houdt en of de doelen worden gehaald. Hij is gericht op details, analyseert en controleert. De *coördinator* is gericht op structuren en systemen. Dit is geen doel op zich, maar een middel om tot taakverlichting te komen. hij gaat om met crises en heeft aandacht voor technologische, logistieke en huishoudelijke zaken.

Human-relationsmodel

Inzet, samenhang en moreel zijn de essentiële waarden in dit model. Betrokkenheid leidt tot inzet, waarbij conflictoplossing, consensus bereiken en participatie worden benadrukt. Het organisatieklimaat is teamgericht. De manager is een *mentor* en *stimulator* die alert op signalen vanuit het team reageert. De *mentor* houdt zich bezig met de ontwikkeling van mensen vanuit een empatische houding. Hij concentreert zich op de ontwikkeling van mensen, en ondersteunt en waardeert hen. Hij heeft oog voor het individu. De *stimulator* moedigt samenwerking aan, creëert samenwerken en teamgeest. Dit betekent dat de stimulator probleemoplossend en conflictbeheersend te werk gaat.

Opensysteemmodel

Organisaties moeten zich voortdurend aanpassen om aan de eisen van de concurrerende omgeving te voldoen. De nadruk ligt op flexibiliteit en reactievermogen. Het organisatieklimaat is innovatief en flexibel. De rol van de manager in een open systeem is *innovator* of *bemiddelaar*.

De *innovator* maakt aanpassingen en verandering mogelijk. Hij schenkt aandacht aan de veranderende omgeving en speelt hier op in. Hij kan goed omgaan met onzekerheid en risico. De *bemiddelaar* is gericht op het verkrijgen van productiemiddelen van buitenaf en hecht grote waarde aan begrippen als imago, presentatie en reputatie. Zij hebben namelijk overredingskracht, invloed en macht.

Deze acht managersrollen zijn volgens Quinn niet voorbehouden aan bepaalde lagen in organisaties. Omdat de verantwoordelijkheden van verschillende managers per organisatielaag verschillen, liggen er accentverschillen in de belangrijkste vaardigheden. Andere vaardigheden, zoals sociale en communicatieve vaardigheden, zijn voor alle rollen relevant. Ook moeten alle managers plannen kunnen maken en deze, daar waar nodig, kunnen aanpassen. Een effectieve manager beheerst alle rollen in meer of mindere mate en past deze toe wanneer gewenst.

2 Effectief leidinggeven in de praktijk

2.1 Nut en noodzaak

In de praktijk, waarbij de assistent en de huisarts de hele dag samen in praktijk doorbrengen kan een bijzondere dynamiek ontstaan. Deze dynamiek kan leiden tot jarenlange samenwerking en onderling vertrouwen. De assistent kent 'haar' huisarts door en door (en omgekeerd). Dit kan natuurlijk leiden tot een effectieve, efficiënte en plezierige samenwerking. Aan de andere kant kan die bijzondere dynamiek deze effectieve, efficiënte en plezierige praktijkvoering belemmeren. Beiden hechten ongetwijfeld aan een goede werksfeer. Wellicht doen ze er alles voor om de sfeer maar niet te 'verpesten'. Zo kunnen irritaties worden opgekropt. De huisarts stoort zich bijvoorbeeld aan de manier waarop de assistent de patiënten begroet. Hij heeft daar eens een keer iets van gezegd. De assistent reageerde toen gepikeerd en heeft de rest van de dag zwijgend achter haar balie gezeten. De volgende dag was ze nog steeds geen zonnetje in huis. De huisarts besluit (als dat al bewust gebeurt) haar maar geen kritiek meer te geven, maar zijn irritatie blijft.

In snel tempo echter ontstaan allerlei verschillende praktijkvormen. De solopraktijk waarin één huisarts met één assistent werkt verliest terrein als praktijkvorm. Voor de huisarts kan een andere praktijkvorm een aantal voordelen met zich meebrengen. In een praktijk waar ook andere huisartsen werken (HOED, Hagro, of gezondheidscentrum) is de toegang tot collegiale consultatie veel gemakkelijker. In een grotere praktijk kunnen ook andere disciplines of elementen uit het vakgebied bijeengebracht worden. Uiteraard kunnen de bedrijfsresultaten van een grotere praktijk veel hoger zijn (maar overigens ook de risico's). De hierboven geschetste dynamiek kan natuurlijk ook voorkomen in een grotere praktijk, dat staat eigenlijk los van de organisatieomvang. Met de veranderingen in organisatievorm en -grootte in de huisartsenpraktijken nemen echter nut en noodzaak van gestructureerd leidinggeven toe.

Een nieuwe assistent komt niet altijd met de benodigde ervaring de praktijk binnen. Soms wordt iemand als assistent aangenomen terwijl zij daar eigenlijk (nog) niet voor gekwalificeerd is. Ze krijgt haar opleiding in de praktijk. In het hoofdstuk hiervoor hebben we gezien dat de manager zijn medewerker 'ontwikkelt': van hoog betrokken en laag competent naar hoog betrokken en hoog competent. Dat is geen proces dat zich geheel automatisch voltrekt. Er gebeurt over het algemeen maar weinig vanzelf en als iets 'vanzelf' gebeurt, komt dat meestal gewoon door de zwaartekracht.

2.1.1 Taak- en functieomschrijvingen

In veel solopraktijken is de situatie buitengewoon helder: die ene met de stethoscoop is de huisarts en die ene achter de computer is de assistent. De huisarts doet wat op de weg ligt van de huisarts en de assistent wat op de weg ligt van de assistent. Daar ontstaat geen enkel misverstand over. Als er meer medewerkers in de praktijk komen, is het voor alle partijen handig, gewenst en noodzakelijk dat het duidelijk is wat er van de medewerkers verwacht wordt. Het is dan van belang om helderheid te hebben over de taken die eenieder moet verrichten, welke verantwoordelijkheden hierbij gelden en welke bevoegdheden zijn gekoppeld aan deze verantwoordelijkheden. Als de huisarts een medewerker aanspreekt omdat de afwas van gisteren nog steeds in de gootsteen staat, wil hij geen antwoord als: Oh, ik dacht dat Marion de afwas zou doen. Daarnaast kunnen medewerkers in een grotere praktijk verschillende takenpakket hebben. Het is niet handig om een medewerker die vier ochtenden in de week achter de balie zit de post naar de brievenbus te laten brengen. Taak- en functieomschrijvingen bieden houvast voor zowel de huisarts als de assistent. Deze moeten dan wel zodanig zijn opgesteld dat voldoende duidelijkheid wordt gecreëerd zonder alle gewenste flexibiliteit weg te nemen. De huisarts wil op een redelijk verzoek niet horen: Nee, dat staat niet in mijn functieomschrijving.

Een functieomschrijving beschrijft het doel van de functie, de plaats in de organisatie, de functie-inhoud en mogelijk de uitvoeringseisen en werkomstandigheden. Het *functiedoel* wordt zodanig omschreven dat de relatie met de algemene praktijkdoelen helder is. In het Beroepsprofiel doktersassistent wordt dit doel als volgt omschreven: 'De doktersassistent heeft een eigen, herkenbare bijdrage in de individuele gezondheidszorg. Deze is in essentie te omschrijven als: Het helder krijgen van de zorgvraag, (zelfstandig) handelen en adviseren conform protocollen en het scheppen van randvoorwaarden zodat de behandelaar efficiënt en effectief de zorgvrager kan helpen/ behandelen.' (NVDA, 2005, p. 9).

Hoe groter en complexer de praktijk, hoe groter de noodzaak om de *plaats in de organisatie* te beschrijven. Dit is zeker het geval als er onderscheid gemaakt wordt in operationele, functionele en hiërarchische relaties. Meestal volgt de plaats van de functie in de organisatie uit een eventueel organigram.

De *functie-inhoud* bestaat uit de taken die in het kader van het functiedoel aan de medewerker zijn opgedragen. Deze taken zijn op hun beurt weer opgebouwd uit werkzaamheden of handelingen. Over het algemeen kan volstaan worden met het omschrijven van de taken. Bij het vastleggen van werkzaamheden en handelingen kan een te grote mate van detaillering ontstaan.

Bij elke taak horen bevoegdheden die soms in de functieomschrijving en soms apart samen met de verantwoordelijkheden zijn omschreven. Desgewenst kunnen ook de *uitvoeringseisen* omschreven worden. Terwijl de functie-inhoud omschrijft *wat* de medewerker moet doen, geven de uitvoeringseisen aan *hoe* de functie moet worden uitgevoerd. Houd er echter rekening mee dat deze uitvoeringseisen aan verandering onderhevig zijn (vaktechnisch, sociaal, wet- en regelgeving, enz.). Het verdient daarom aanbeveling de uitvoeringseisen regelmatig (jaarlijks) te toetsen en deze bij te stellen.

Aangezien de taken van een praktijkassistent van praktijk tot praktijk kunnen verschillen (en zelfs ook binnen een praktijk), is het moeilijk een standaardfunctieomschrijving te formuleren. U kunt ook de NVDA of de LHV raadplegen. Daarnaast staan in het boek *Praktijkvoering voor de huisarts* (de Haan, Dijkers en Nijland, 2005) een aantal voorbeelden. Achter in dit boek is tevens een voorbeeldfunctieomschrijving opgenomen.

2.1.2 Belonen

Beloningen vormen de tegenprestatie van de organisatie (praktijk) voor de geleverde arbeid. Volgens Langedijk (1998) hebben beloningen drie verschillende functies. Ze hebben een *signaalwerking* bij het aantrekken van nieuwe medewerkers en het vasthouden van bekwame medewerkers. Daarnaast hebben ze een *leerfunctie*: ze stimuleren prestaties en nieuwe werkzaamheden. Ten slotte vormen beloningen *transactiekosten*. Dat wil zeggen ze kunnen ongemakken van het werk compenseren en eventuele conflicten voorkomen. In algemene zin kunnen vier verschillende beloningsprincipes onderscheiden worden (Kluytmans, 2001):
– *Gelijk loon voor allen.* Dit principe wordt eigenlijk alleen nog in Cuba en vergelijkbare staatsvormen gehanteerd.
– *Loon naar behoefte.* In organisaties is dit zelden een werkzaam (en werkbaar) principe. Huursubsidie en kinderbijslag kunnen als 'loon naar behoefte' gezien worden.
– *Loon naar werk.* Hierbij is de beloning gerelateerd aan de functiezwaarte of functiewaardering. Een praktijkondersteuner verdient meer dan een assistent.
– *Loon naar werken.* De beloning is gerelateerd aan de persoonlijke capaciteiten en/of de geleverde prestatie.

Loon naar werk

De hoogte van de beloning wordt bepaald door een aantal factoren. Voor elke functie wordt een minimum- en een maximumbeloning vastgesteld (de schalen). Vervolgens worden de stappen binnen de schalen vastgesteld (de periodieken of loonsverhogingen). Ten slotte kunnen eventuele uitloopperiodieken worden toegevoegd die voorbehouden zijn voor medewerkers die 'aan het eind van hun schaal' zitten en op grond van een uitzonderlijke prestatie toch een extra beloning hebben verdiend. In veel gevallen is een dergelijk 'loongebouw' het resultaat van een onderhandelingsproces tussen de werkgever(sorganisatie) en de werknemersorganisatie (vakbond) of ondernemingsraad. Een dergelijke verzameling van afspraken of collectieve arbeidsovereenkomst (CAO) bevat veelal ook een bepaling over de voorwaarden van toekenning van een periodieke verhoging.

De term 'periodieke verhoging' zegt het al: de verhoging wordt toegekend omdat er een bepaalde periode verstreken is. Meestal is dat of de maand waarin de werknemer in dienst trad (bijv. elk jaar in mei) of per 1 januari van het nieuwe jaar. Met enig cynisme zou gezegd kunnen worden dat een medewerker een salarisverhoging krijgt omdat het een jaar gelukt is niet ontslagen te worden. Om dit laatste te voorkomen is dan ook naast de bepaling voor de periodieke verhoging, een bepaling voor de inhouding van een dergelijke verhoging opgenomen. Het spreekt voor zich dat een dergelijke bepaling zal verwijzen naar de resultaten van een beoordelingssysteem. Een periodieke verhoging kan ingehouden worden als daar een gefundeerde negatieve beoordeling aan ten grondslag ligt.

Overige beloningsvormen

Naast 'loon naar werk' zijn drie meer geïndividualiseerde beloningsvormen te onderscheiden:
– Beloningen die geheel of gedeeltelijk afhankelijk zijn van de resultaten van de individuele medewerker. Voorbeelden hiervan zijn stukloon, meritrating of verdienstelijkheidsbeloning, en contractbeloning ('aangenomen werk'). Een huisarts in loondienst die een vast salaris heeft en een deel van 'zijn' omzet krijgt is een vorm van prestatiebeloning. We zullen deze vormen van beloning niet verder behandelen.
– Beloningen waarbij de medewerker invloed heeft op de samenstelling van het arbeidsvoorwaardenpakket en deze in meer of mindere mate kan afstemmen op de persoonlijke behoeften. De totale waarde van het pakket blijft bij de verschillende keuzes gelijk, maar de inhoud varieert. Zo kan een medewerker besluiten om een aantal (bovenwettelijke) vrije dagen in te ruilen voor salaris, of een lagere pensioenbijdrage van de werkgever in te zetten voor extra opties in de auto van de zaak.
– Incidentele beloningen om incidentele prestaties te honoreren.

Variaties in arbeidsvoorwaarden Naast het salarissysteem dat door een CAO wordt vastgelegd, kunnen werkgevers natuurlijk altijd door middel van een arbeidsvoorwaardenpakket aanvullende beloningen toekennen. Deze secundaire arbeidsvoorwaarden zijn bijvoorbeeld: extra vakantiedagen, kortere werkweek, overige verlofregelingen, compensatieregelingen voor vergaderingen buiten de reguliere werktijden, VUT-regelingen, studieregelingen, telefoonkostenvergoeding, onkostenvergoeding. In sommige gevallen kunnen dergelijke regelingen zowel voor de werkgever als de werknemer fiscaal aantrekkelijk zijn. De voorbeelden van de mogelijke secundaire arbeidsvoorwaarden hebben niet voor alle medewerkers dezelfde intrinsieke waarde. Een oudere medewerker is wellicht meer geïnteresseerd in het verlagen van de werkdruk door middel van een compensatie- of verlofregeling, terwijl een jongere medewerker meer baat heeft bij een scholingsregeling of kinderopvang. Door een zogenaamd 'cafetariasysteem' kunnen medewerkers een set van secundaire arbeidsvoorwaarden samenstellen die het meest voldoet aan hun individuele behoeften. Hierbij blijft de totale waarde van het pakket bij de verschillende keuzes gelijk, maar varieert de inhoud.

Incidentele beloningen Naast de structurele beloningen in de primaire en secundaire arbeidsvoorwaarden, kunnen ook niet-structurele of incidentele beloningen gehanteerd worden. Dit zijn de 'extraatjes': bonussen, studiereisjes, boekenbonnen, diners. Deze hebben vaak tot doel een extra prikkel, aanmoediging of blijk van waardering te geven. Deze beloningen volgen vaak direct op een prestatie of gebeurtenis (bijv. een jubileum) en hebben daardoor een sterk motiverend karakter.

Eisen aan het beloningssysteem

Welk systeem er ook gehanteerd wordt, beloningen moeten aan een aantal verschillende eisen voldoen. Ze moeten:
– motiverend werken, of beter geformuleerd ze moeten *niet* demotiveren;
– rechtvaardig, en voor mogelijke nieuwe medewerkers aantrekkelijk zijn;
– de medewerkers (tot op zekere hoogte) aan de praktijk binden. Een beloning mag natuurlijk niet zó hoog zijn dat het de doorstroom van personeel belemmert;
– recht doen aan de verschillen in functies en prestaties;
– de doelmatigheid van het werken bevorderen;
– voor iedereen inzichtelijk en begrijpelijk zijn;
– de loonkosten beheersbaar houden.

Het zal in de praktijk niet altijd gemakkelijk zijn om aan alle eisen te voldoen en – zoals het met alle instrumenten het geval is – ook een beloningssysteem kent beperkingen en mankementen.

2.1.3 Het dagelijkse leidinggeven

Het model van Hersey en Blanchard over Situationeel Leidinggeven (§ 1.4.2) geeft de huisarts voldoende houvast voor het dagelijkse leidinggeven. De in dit model onderscheiden dimensies sturing (taakgericht) en ondersteuning geven (relatiegericht) en de daarbijbehorende vier stijlen van leidinggeven – leiden, coachen, steunen, delegeren (zie ook (§ 1.4.2 en fig. 1.2) – zijn vaak in de huisartsenpraktijk terug te vinden, waarbij meestal een aanpak dominant is. De huisarts stuurt óf ondersteunt bij voorkeur, omdat hij vindt dat deze stijl het best bij hem past, hem het best ligt. Het probleem is dan vaak dat de huisarts zijn voorkeurstijl blindelings toepast zonder zich af te vragen of er situaties zijn die om een andere aanpak vragen.

De ontwikkelingsniveaus die in paragraaf 1.4.2 zijn genoemd – O1, O2, O3, O4 – zijn van toepassing op de medewerker (zie ook fig. 1.2). Het begrip competentie in deze ontwikkelingsniveaus slaat niet op de assistent in algemene zin, maar op haar competentie en betrokkenheid om een *specifieke* taak of opdracht uit te voeren. Een assistent kan bijvoorbeeld op een O4-niveau (hoog competent en hoog betrokken) zitten als het gaat om agendabeheer en op een O1-niveau (laag competent en hoog betrokken) als het gaat om het verwijderen van hechtingen. Dat betekent voor de huisarts dat hij sommige taken kan delegeren en andere taken met veel instructie en toezicht moet begeleiden.

Stapsgewijs leidinggeven

De stijl van leidinggeven moet dus goed afgestemd zijn op het ontwikkelingsniveau van de medewerker. Een goede stijl leidt tot een prettige en effectieve samenwerking, een verkeerde stijl tot ontevredenheid, vooral op de lange duur. Bij een medewerker die zich opgewerkt heeft van niveau O1 (laag competent, hoog betrokken) tot niveau O4 (hoog competent, hoog betrokken) moet een leidinggevende zijn stijl laten 'meegroeien' van S1 (leiden) naar S4 (delegeren) (zie ook fig. 1.2). Deze veranderingen vinden echter zelden van de ene op de andere dag plaats. Bij alle leidinggevende interventies stelt de huisarts zichzelf telkens twee vragen: hoe zit het met de competentie (uitgesplitst in kennis, opleiding, ervaring en bekwaamheid) en hoe zit het met de betrokkenheid (uitgesplitst in bereidheid, motivatie, zelfvertrouwen en verantwoordelijkheid)? De begeleiding van een assistent die zich ontwikkelt van niveau O1 tot niveau O4 verloopt dus stapsgewijs:

1 Geleidelijke vermindering van sturend gedrag, dat betekent een 'beloning' door minder instructies, sturing en toezicht.
2 Bij voldoende prestatie wordt de assistent beloond met meer sociaal-emotionele ondersteuning. De huisarts is minder instruerend en meer adviserend. Dus minder 'zo–moet–je–het–doen' en meer 'hoe –zou–je–dat–nu–het–beste–kunnen–doen?' Dit proces van coaching zet zich voort totdat de assistent een middelmatig niveau van taakbekwaamheid bereikt heeft.
3 De sociaal-emotionele ondersteuning valt geleidelijk terug. De assistent voelt zich gewaardeerd, ook zonder steeds een schouderklopje te krijgen. Zij voert het werk goed uit zonder dat de huisarts over haar schouder hoeft mee te kijken. Steeds meer zelfstandigheid is nu de beloning.
4 De medewerker werkt zelfstandig. Zij beoordeelt zelf de kwaliteit en kwantiteit van haar werk en put daar voldoende waardering en voldoening uit. Steeds meer verantwoordelijkheid is de beloning bij deze stap.

Door allerlei omstandigheden is het mogelijk dat medewerkers terugvallen naar lagere niveaus van taakbekwaamheid. Kijk dan niet lijdzaam toe, maar voer respectievelijk de ondersteuning en/of sturing wat op, totdat de medewerker zich weer heeft hersteld. Belangrijk daarbij is de overgang in stijl zo geleidelijk mogelijk te laten plaatsvinden. In figuur 2.1 zijn de stijlen in relationeel perspectief weergegeven.

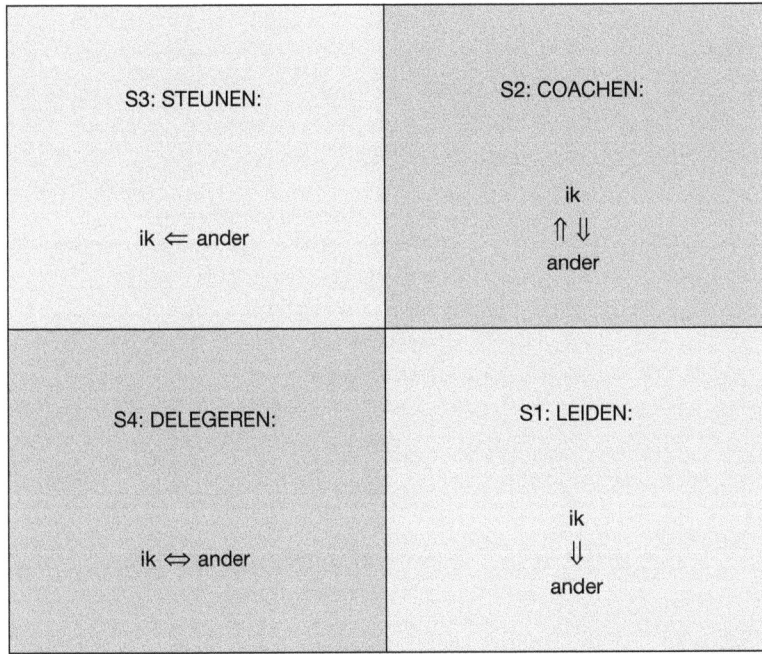

Figuur 2.1
Stijlen in relationeel perspectief.

Welke stijl in welke situatie?

Het eerste uitgangspunt bij de stijlkeuze van de arts is, en dat kan niet genoeg benadrukt worden, het ontwikkelingsniveau van de medewerker. Daarnaast spelen de volgende overwegingen een belangrijke rol.
- *Stijl 1: veel sturing – weinig ondersteuning:*
  - als veel niet-geplande en niet-voorziene gebeurtenissen voorkomen, die een normale gang van zaken verstoren;
  - als veel aanwijzingen nodig zijn;
  - als er noodsituaties zijn die om een onmiddellijke actie vragen.
- *Stijl 2: veel sturing – veel ondersteuning:*
  - als in de situatie de onderlinge interactie intensief moet zijn om tot resultaat te komen;
  - als in de situatie de medewerkers afhankelijk zijn van elkaar om effectief te werken (teamwork);
  - als er vraagstukken zijn waar meer dan één effectieve oplossing mogelijk is en overleg de kwantiteit en de kwaliteit van de oplossingen verhoogt.
- *Stijl 3: weinig sturing – veel ondersteuning:*
  - als de situatie van de medewerkers creativiteit en technische vaardigheid vereist;
  - als de situatie een grote mate van betrokkenheid van de medewerkers vraagt;

In aanpak en vaardigheden zijn de stijlen als volgt samen te vatten:

Stijl 1 Leiden

S1-algemeen

De huisarts:	- bepaalt de rol van de medewerkers - vertelt wie wat, waar, wanneer en hoe moet doen in een eenzijdige communicatie - houdt nauw toezicht en controle - neemt initiatief - geeft richting en stuurt

S1-effectief	**S1-ineffectief**
- richting geven - snel beslissen - structureren - initiëren	- domineren, dreigen - gehoorzaamheid benadrukken - directe resultaten vragen
Reactie medewerkers:	Reactie medewerkers:
- aandachtig luisteren, want de huisarts weet wat hij wil	- wel horen, maar niet luisteren - wantrouwen

Stijl 2 Coachen

S2-algemeen

De huisarts:	- geeft de richting aan, maar met tweezijdige communicatie - vertelt ook het waarom - laat meedenken - neemt beslissingen in overleg

S2-effectief	**S2-ineffectief**
- laten meedenken - vertellen waarom - vragen, steunen	- manipuleren - te veel participatie vragen - erkenning zoeken door meepraten

Reactie medewerkers:	Reactie medewerkers:
- accepteren	- vinden de huisarts zwak in het nemen van beslissingen en verwerpen deze

Stijl 3 Steunen

S3-algemeen

De huisarts	- communiceert tweezijdig - moedigt aan, steunt en maakt sfeer - vergemakkelijkt, schept voorwaarden

S3-effectief	S3-ineffectief
- erkenning en waardering geven - coachen, helpen problemen op te lossen - luisteren, veel aandacht geven	- verzorgen, sussen, te veel hechten aan de harmonie - te weinig toezicht en controle houden - geaccepteerd willen worden
Reactie medewerkers:	Reactie medewerkers:
- rationeel en taakgericht reageren	- afdwalen, onduidelijk worden

Stijl 4 Delegeren

S4-algemeen

De huisarts:	- voert slechts algemene supervisie - geeft veel verantwoordelijkheid - bespreekt de doelen gezamenlijk

S4-effectief	S4-ineffectief
- delegerend begeleiden - het systeem gaande houden - regels toepassen - doelen bijhouden	- weinig betrokkenheid tonen - zich terugtrekken - niet meer doen dan nodig is - passief reageren op veranderingen
Reactie medewerkers:	Reactie medewerkers:
- zelfstandig werken	- verliezen motivatie - laten hun werk versloffen

- als de medewerkers zelf kunnen kiezen welke methode, middelen en benadering zij willen gebruiken.
- *Stijl 4: weinig sturing – weinig ondersteuning:*
  - als medewerkers zelf hun eigen effectiviteit kunnen beoordelen;
  - als het werk zelf motiverend en aantrekkelijk is voor de medewerkers;
  - als werk en werkmethode volgens vastgestelde procedures verlopen.

2.2 Communicatie en gespreksvaardigheden

Als u aan het eind van een lange werkdag thuiskomt en uw partner vraagt u belangstellend hoe uw dag geweest is, dan kunt u natuurlijk vertellen dat u de dag begon met het doornemen van de post, daarna die nieuwe assistent verteld hebt op welke wijze nieuwe patiënten ingeschreven worden. Nog vóór de thee heeft u met een internist gebeld over het behandelplan voor een specifieke patiënt. Na de thee kwam een artsenbezoeker langs. Toen u die eindelijk afgepoeierd had, kon u eindelijk de laatste consulten houden. Ten slotte heeft u gebeld met de verhuurder van het pand om over het nieuwe huurcontract te onderhandelen. Zo!, zal uw partner zeggen, dat was een gevarieerde dag! En daarin heeft hij of zij natuurlijk gelijk. Aan de andere kant vertonen al deze activiteiten een belangrijke overeenkomst: het zijn allemaal vormen van communicatie. Communicatie is het proces van *informatieoverdracht* door middel van letters, tekens, gedrag, spraak, geluid, gebaar en/of expressie. Natuurlijk is bij communicatie een lijfelijke aanwezigheid van beide communicatiepartners niet altijd strikt noodzakelijk. De huiseigenaar die op zijn tuinhek een bordje met de tekst 'Wacht u voor de hond' heeft gespijkerd, brengt een duidelijke boodschap over en communiceert dus. Voor een succesvolle communicatie echter is het wel van belang dat deze informatieoverdracht plaatsvindt in een sfeer van *wederzijds begrip*. Is er namelijk geen begrip voor elkaar, dan zal in het gunstigste geval de communicatie erg stroef verlopen, maar meestal zal er nauwelijks sprake zijn van communicatie.

In dit hoofdstuk kijken we naar communicatie in tamelijk algemene zin. De principes van effectieve communicatie gelden uiteraard zowel voor de communicatie tussen huisarts en patiënt als tussen huisarts en medewerker.

2.2.1 Het communicatiemodel

Het algemene communicatiemodel gaat uit van een *zender* die de boodschap uitzendt en een *ontvanger* die de boodschap ontvangt. Succesvolle communicatie vereist wederzijds begrip: zender en ontvanger dienen op dezelfde golflengte te zitten. De zender *codeert* de boodschap in een symbolensysteem, bijvoorbeeld taal. Na de codering kiest de zender een *medium* (stem, brief) om de boodschap over te brengen op de ontvanger. Niet elk medium is geschikt voor elke boodschap. Zo maakte enige tijd geleden een fabrikant van zogenaamde directklaarcamera's reclame door eerst iemand heel ingewikkeld een omschrijving te laten geven van een kastje. Na enige tijd zei deze persoon: 'Wacht maar, ik stuur je wel even een polaroid'.

De ontvanger decodeert de boodschap en interpreteert deze vanuit zijn gedachten, instelling en ervaring/ontwikkeling, dus vanuit zijn *referentiekader*. Wanneer de ontvanger een boodschap heeft gedecodeerd en geïnterpreteerd, zal hij hierop reageren. In het communicatieproces zijn wij afwisselend zender en ontvanger.

Communicatiestoring

Als tijdens het proces van informatieoverdracht – de communicatie – de ontvanger de boodschap van de zender niet identiek decodeert, is er sprake van een *communicatiestoring*. Volgens deze definitie is er altijd sprake van een communicatiestoring. Als de boodschap luidt: ik heb een blauwe auto, dan heeft u wellicht nu al een beeld van deze auto in uw hoofd. Misschien ziet u uw eigen auto voor u in het blauw. Maar wat voor kleur blauw? Lichtblauw, donkerblauw, marine, metallic? Communicatiestoring of ruis kan meer of minder storend zijn, dit hangt samen met de *vervormingshoek*. Bij *coderingsruis* bijvoorbeeld is de vervormingshoek de mate waarin hetgeen de zender bedoelt te communiceren verschilt van datgene wat hij (onbedoeld) communiceert. Hiervan is sprake als bijvoorbeeld een huisarts tegen een assistent zegt 'je kan dit de volgende keer ook anders doen', terwijl hij bedoelt 'dit mag je nooit meer zó doen'. Bij *decoderingsruis* is de vervormingshoek het verschil tussen hoe de ontvanger de boodschap interpreteert en hoe de boodschap geïnterpreteerd kan worden. Het referentiekader van de ontvanger speelt ook hierbij een belangrijke rol. Er is sprake van decoderingsruis als bijvoorbeeld de assistent de boodschap 'je kan dit de volgende keer ook anders doen', interpreteert als 'het kan maar hoeft niet' en besluit de volgende keer op dezelfde manier te werken. Wanneer er sprake is van coderings- en decoderingsruis, wordt de communicatiestoring groter: de vervormingshoeken versterken elkaar.

Naast deze *interne communicatieruis* – de storing zit in het proces zelf – kan er ook sprake zijn van *externe communicatieruis*. Invloeden van buitenaf kunnen de informatieoverdracht storen, zoals een overvliegende straaljager, iemand die binnenkomt, de telefoon die gaat. Externe ruis is extra lastig bij communicatie via de telefoon, omdat niet te zien is wanneer de aandacht van de gesprekspartner door externe ruis verslapt.

Dan is er nog een laatste vorm van ruis, *betekeningsruis*. Dit heeft te maken met het inhouds- en betrekkingsniveau van een boodschap. De feitelijke inhoud van de boodschap is het inhoudsniveau, ongeacht de juistheid van de informatie. De wijze waarop de informatie opgevat moet worden is het betrekkingsniveau en heeft te maken met de onderlinge relatie van de gesprekspartners. Het gaat er dus niet alleen om wát je zegt, maar ook hóe je het zegt. Cynisme en humor zijn twee vormen van communicatie waarbij de zender bewust het inhouds- en betrekkingsniveau van elkaar scheidt. Verstoring van de communicatie kan optreden als de ontvanger slechts aandacht besteedt aan het inhoudsniveau en niet aan het betrekkingsniveau. Als bijvoorbeeld een patiënt tegen de huisarts zegt 'je wordt hier ook nooit op tijd geholpen', kan deze reageren door te zeggen 'nee hoor, de laatste week hebben we bijna alle patiënten volgens afspraak geholpen'. De arts besteedt dan aandacht aan het inhoudsniveau. Een reactie op het betrekkingsniveau zou kunnen zijn: 'U stoort zich aan het feit dat u moet wachten'. Door deze drie vormen van ruis is het communicatieproces een moeilijk, maar uitdagend proces.

Feedback

Communicatie is dus tweerichtingsverkeer: de ontvanger van een boodschap reageert op die boodschap en wordt daarmee zelf zender. Deze reactie kan een manier zijn om erachter te komen of de boodschap op de juiste manier geïnterpreteerd is. De reactie van de ontvanger noemen we feedback. Succesvolle communicatie zonder feedback is ondenkbaar. Feedback is voor beide gesprekspartners de manier om te *controleren* of het proces van informatieoverdracht gelukt is.

2.2.2 Communicatievormen

Verbale communicatie

Verbale communicatie is de informatieoverdracht die plaatsvindt via het gesproken of geschreven woord. In deze paragraaf wordt vooral uitgegaan van gesproken *verbale communicatie*. De geschreven verbale communicatie is wat ons betreft een apart verhaal. Het schrijven van brieven komt dus niet aan de orde.

Intonatie Hoe iets gezegd wordt speelt een rol bij intonatie. De simpele vraag 'heb jij de afwas gedaan?' kan verschillend worden uitgelegd, afhankelijk van de context en de relatie tussen de gesprekspartners. Wil de vragensteller simpelweg weten of de afwas al of niet gedaan is, dan leidt deze intentie tot een neutrale intonatie. Als de ene persoon nooit pleegt af te wassen en dat nu toch eens gedaan heeft, kan de vragensteller verbazing in zijn stem leggen. Als al heel lang geleden gevraagd is om die afwas nu eindelijk eens te doen, kan met weer een andere intonatie ergernis in deze zelfde zin doorklinken.

Woordkeus en zinsbouw Naast intonatie is de *woordkeus* vaak zeer bepalend in het *hoe* van de boodschap. Het maakt een heel verschil of twee patiënten in de wachtkamer het hebben over 'die hark' of over 'de dokter'. Bij optimale communicatie is het van belang *aansluiting* te vinden bij de gesprekspartner. Zo zal de ene artsenbezoeker tegen de arts zeggen: 'Ons productaanbod is heel verschillend'. De verkoper van hoogwaardige medische hardware zal zijn productaanbod 'gedifferentieerd' noemen. Aansluiting vinden bij de gesprekspartner geldt ook voor het non-verbale niveau (zie ook hieronder). Een verkoper van tweedehandsauto's gaat niet gekleed in een driedelig grijs kostuum en een beleggingsadviseur niet in een (keurige) spijkerbroek en fleurig shirt (in 'diensttijd').

De *zinsbouw* is van belang voor een goed begrip bij de gesprekspartner. *Korte, overzichtelijke zinnen* werken het best, omdat het niet mogelijk is het gehoorde nog eens tot je nemen zoals bij geschreven tekst. De luisteraar (vaak: de patiënt) krijgt in veel gevallen maar één kans. Maak het hem dus niet te moeilijk met zinnen gevuld met bijzinnen en verwijzingen.

Vragen stellen Succesvolle communicatie is een kwestie van goed en helder kunnen vertellen wat u wilt vertellen (zender) én als ontvanger goed functioneren. Vragen stellen kan bij de rol van ontvanger verschillende *functies* hebben:
- u wilt meer informatie hebben over datgene wat verteld wordt;
- u wilt laten zien dat u luistert (feedback geven) en daardoor de sfeer van het gesprek beïnvloeden;
- u wilt controleren of overgekomen is wat u gezegd heeft (feedback krijgen).

De vraag kan in het gesprek de rol van 'motor' vervullen; deze zorgt ervoor dat tweerichtingsverkeer tot stand komt en blijft voortduren. Bovendien is het zo dat degene die vragen stelt het gesprek leidt. Hij verdeelt de thema's waarover gesproken wordt en brengt zijn gesprekspartner ertoe om stelling te nemen ten opzichte van de afzonderlijke vragen, een antwoord te overdenken en dat naar voren te brengen. Er zijn *open* en *gesloten vragen* te onderscheiden, die verder onderverdeeld kunnen worden in hoogrendementsvragen, ja-neevragen, alternatieve vragen en suggestieve vragen. De verschillende soorten vragen kunnen met verschillende doelstellingen worden ingezet.

Bij een *open vraag* kan degene die antwoordt in principe op geheel eigen wijze het antwoord invullen. Eigenlijk is dus niet de vraag open, maar het antwoord! Open vragen zijn gemakkelijk te herkennen, ze beginnen altijd met wie, wat, waar, wanneer, welke, waarom en waarmee (de 7 W's, tabel 2.1) of met hoe, hoe vaak en hoeveel (de 3 H's, tabel 2.2).

Hoewel de open vraag degene die antwoordt in de gelegenheid stelt op geheel eigen wijze te antwoorden, hoeft dit niet te betekenen dat de vragensteller veel aan het antwoord heeft. De medewerker of patiënt kan zonder al te veel inspanning een antwoord geven, zeker als de vraag al eens eerder gesteld is (door de omgeving). *Hoogrendementsvragen* daarentegen dwingen de patiënt of medewerker als het ware *eerst te denken* en pas dan te spreken. Hoogrendementsvragen stellen heeft een aantal voordelen:
- de gesprekspartner wordt actief betrokken;
- het kan beide partijen hoogwaardige informatie en nieuwe inzichten opleveren;
- u wordt niet alleen als huisarts gezien, maar bijvoorbeeld ook als scherpzinnig adviseur of begripsvol leidinggevende.

Tabel 2.1 De 7 W's

1	Wie (persoon)	'Wie in uw familie heeft er ook last van deze klachten?'
2	Wat (hoedanigheid)	'Wat vindt u ervan om doorverwezen te worden?'
3	Waar (plaatsbepaling)	'Waar heeft u pijn?'
4	Wanneer (tijdsaanduiding)	'Wanneer bent u voor het laatst bij een dokter geweest?'
5	Waarom (beweegreden)	'Waarom heeft u de kuur niet afgemaakt?'
6	Waarmee (door middel van)	'Waarmee heeft u gespoeld?'
7	Welke (keuze)	'Welk ziekenhuis heeft uw voorkeur?'

Tabel 2.2 De 3 H's

1	Hoe (op welke wijze)	'Hoe is het precies gebeurd?'
2	Hoe vaak (in welke mate)	'Hoe vaak heeft u deze klachten?'
3	Hoeveel (welke hoeveelheid)	'Hoeveel sigaretten rookt u per dag?'

De hoogrendementsvraag nodigt uw gesprekspartner uit om na te denken, te evalueren, analyseren, combineren of eventueel zijn gevoelens te benoemen. Uiteraard moet de hoogrendementsvraag wel van belang zijn op het moment dat u deze stelt. U moet door uw eerdere gesprekstechniek het 'recht' op het stellen van deze soort vragen verwerven.

> **Voorbeelden hoogrendementsvragen**
> Hoe verhoudt uw product zich ten opzichte van de concurrent?
> Als u het voor het zeggen had, wat zou u dan doen?
> Welk probleem zou u het eerst opgelost willen zien?

De effectiviteit neemt in coachings- of functioneringsgesprekken toe door gebruik te maken van hoogrendementsvragen. U begrijpt dat u deze vragen niet zomaar stelt, u moet ze mógen stellen (op basis van een respectvolle relatie).

Bij *gesloten vragen* zijn de antwoordmogelijkheden beperkt, zodat de vragensteller het gesprek veel gemakkelijker kan *sturen*. Ze zijn minder geschikt als middel om ongeremde informatie te verkrijgen, zoals bij open vragen wel het geval kan zijn. Gesloten vragen zijn te herkennen aan het feit dat ze beginnen met een werkwoordsvorm. *Ja-neevragen* zijn typische gesloten vragen, omdat het antwoord bestaat uit een simpel 'ja' of 'nee'. Dit type vraag kan heel sturend werken.

Voorbeeld sturende ja-neevragen: rechercheur (R) verhoort verdachte (V)

> R: Was je gisteravond thuis?
> V: Nee.
> R: Aha, dus je was de stad in?
> V: Ja.
> R: Was je met je eigen auto?
> V: Ja.
> R: En je reed natuurlijk zelf?
> V: Ja.
> R: Had je gedronken?
> V: Nee.

Een sociaal gesprek waarbij iemand op gesloten vragen alleen maar ja of nee antwoordt is natuurlijk niet erg gezellig, eerder regelrecht storend. De gesloten ja-neevraag is wel bij uitstek geschikt om informatie te controleren of instemming te krijgen.

Voorbeeld ja-neevraag ter controle en instemming: huisarts (H) en patiënt (P)

> H: Zal ik u uitleggen wat ik ga doen?
> P: Ja, goed.
>
> H: Heeft u er vaker last van?
> P: Ja, al drie keer eerder. Een keer toen de jongste net geboren was en de tweede keer toen we op vakantie in Spanje waren. De derde keer was vorige maand, maar toen was het eigenlijk zo weer over.

Soms hebben mensen (gelukkig) de neiging om iets meer te zeggen dan slechts ja of nee.

Voorbeeld ja-neevraag uitgebreid antwoord: interviewer (I) en minister (M)

> I: Minister, bent u het met mij eens dat deze maatregelen de koopkracht in gevaar brengen?
> M: U moet goed begrijpen dat er altijd twee kanten aan de zaak zijn. Op het ministerie hebben we natuurlijk op een uitermate zorgvuldige manier bekeken waar de schoen wringt. Zeker op het terrein van ... (enz., enz.).

Naast de gesloten ja-neevragen zijn er de *alternatieve vragen*, ook wel de of-of-vragen of meerkeuzevragen genoemd. De 'ondervraagde' kan kiezen uit twee of meer antwoordmogelijkheden. Als vragensteller beperkt u dus de mogelijke antwoorden en de kans dat u iets nieuws hoort is gering. U heeft namelijk de antwoorden ook al uitgekozen. Als u bijvoorbeeld vraagt: 'Vindt u de lectuur in de wachtkamer voldoende of kan er meer bij?', krijgt u alleen informatie over de variatie van het leesassortiment. Informatie over andere elementen van de wachtkamer blijft op de achtergrond. Deze vraag kunt u wel gebruiken als het aantal beschikbare antwoorden inderdaad beperkt is, bijvoorbeeld: 'Is het links of rechts?'

De *suggestieve vraag* is ook een gesloten, maar heel gevaarlijke, vraag. Het kan een vraag lijken, maar eigenlijk is het een stelling. De gesprekspartner wordt uitgenodigd zijn instemming te betuigen. In sommige gevallen levert deze vraag niets op. Bijvoorbeeld als er *sociaal wenselijke antwoorden* worden gegeven: een antwoord omdat het zo hoort.

Voorbeeld suggestieve vraag: directeur (D) en medewerker (M)

> D: Jij vindt toch ook dat we een goede sfeer op ons gezondheidscentrum hebben?
> M: 'Tuurlijk (en denkt: ik kijk wel uit om nee te zeggen).

Daarnaast kan een suggestieve vraag *weerstand* opwekken.

Voorbeeld weerstand bij suggestieve vraag: verkoper (V) en klant (K)

> V: Ons product is toch geweldig?
> K: O ja? Ik vind het maar troep!

Een suggestieve vraag kunnen en mogen stellen is net als bij de hoogrendementsvraag afhankelijk van de timing. In zijn algemeenheid gelden bij vragen stellen vijf belangrijke punten:

1 Stel *open vragen* om optimale informatie te krijgen.
2 Stel *gesloten vragen* om bevestiging of ontkenning te krijgen.
3 Stel *één vraag* tegelijk.
4 Als u een vraag heeft gesteld, *wacht* dan op het antwoord!
5 *Luister* zichtbaar met interesse.

Ordenen of samenvatten Ordenen of samenvatten doet u door kort in eigen woorden het belangrijkste wat de ander gezegd heeft weer te geven. De *functies* van ordening of samenvatting zijn:
– begrip en inzicht tonen;
– luisterfouten herstellen;
– relevante informatie selecteren;
– de spreker laten merken dat zijn boodschap aangekomen is, zodat op een ander onderwerp kan worden overgegaan of hetzelfde onderwerp verder kan worden uitgediept;
– het gesprek structureren, met name bij het overgaan naar een nieuwe fase in het gesprek.

Het is wel van belang dat de samenvatting kort en bondig is en in eigen woorden wordt geformuleerd.

Non-verbale communicatie

Tot nu toe hebben we het vooral over allerlei vormen van verbale communicatie gehad: de informatieoverdracht door middel van woorden. Een niet onaanzienlijk deel van onze communicatie vindt echter *non-verbaal* plaats. Zonder gebruik te maken van taal kunnen we ook informatie overbrengen door gezichtsuitdrukking, wijze van bewegen, manier van kleden en allerlei andere vormen van gedrag. Hieronder wordt een aantal elementen van de non-verbale communicatie behandeld die stimulerend in de communicatie werken. Dat wil zeggen: als u deze non-verbale 'gasgevers' hanteert, stimuleert u uw gesprekspartner tot actieve deelname aan het gesprek.

Oogcontact Let erop dat u uw gesprekspartner aankijkt. Iemand die zijn gesprekspartner niet aankijkt wordt als ongeïnteresseerd ervaren. Ook al luistert u met uw oren, u laat dit zien met uw ogen. Behalve dat u laat zien dat u luistert, kunt u op deze manier natuurlijk ook uw gesprekspartner observeren en uit diens non-verbaal gedrag eventuele conclusies trekken.

Lichaamshouding Uw lichaamshouding kan stimulerend werken. Een sociaal gesprek thuis, onderuitgezakt op de bank gevoerd, heeft een ander karakter dan een gesprek met de assistent of een patiënt. Dit komt ook tot uitdrukking in uw lichaamshouding. Zorg ervoor dat u een actieve luisterhouding aanneemt: ontspannen en licht voorovergebogen. Deze houding geeft aan dat u aandacht heeft voor uw gesprekspartner.

Hummen en knikken Luisteraars laten vaak aanmoedigende geluiden horen: hmm hmm, ja, ja. Daarbij knikken ze vaak ter stimulering met het hoofd. Let wel dat deze geluiden vragend moeten klinken, om te voorkomen dat het lijkt of u instemming betoont in plaats van aandacht.

Stilte Als de spreker niet direct antwoord geeft op uw vraag of na een antwoord een stilte laat vallen, laat die stilte dan even duren. Vult u de stilte op, dan zal hij uw initiatief volgen en afgeleid worden van zijn eigen onderwerp dat op dat moment erg belangrijk lijkt te zijn. Door niet te antwoorden houdt de ander even op te communiceren, althans op verbale wijze. Hij sluit zich even af. Neemt u als eerste het initiatief tot het openen van het contact, dan wordt de spreker in een volgende, passieve positie geplaatst. Als u juist wilt dat hij weer actief wordt, moet u zich van ieder verbaal contact onthouden. Stilte hanteren veronderstelt het vermogen om te kunnen zwijgen, dit heet *stiltetolerantie*. Degene die het gesprek leidt, heeft meestal de minste stiltetolerantie omdat hij zich verantwoordelijk voelt voor het gesprek. Realiseert u zich dat de klok voor de spreker sneller tikt dan voor de luisteraar. Stiltetolerantie kan worden geleerd. U kunt beginnen met het in acht nemen van een pauze van vier seconden in moeilijke gesprekken. U zult merken dat de ander die stilte meestal verbreekt vóór de vier seconden om zijn. Een manier om door een pauze heen te komen, is iets anders te doen. Er zijn handelingen (notities maken, thee roeren) die een volkomen concentratie vragen en u daarmee een alibi tot zwijgen geven. De spreker kan ook stilvallen als hij geen antwoord wil geven of de situatie nog aan het overdenken is. Gun hem dan ook de tijd.

Tabel 2.3	Checklist vragen stellen en luistervaardigheden.
Vragen stellen	*Luistervaardigheden*
- duidelijk zijn	- actief luisteren
- geen omwegen	- luisterhouding aannemen
- op antwoord wachten	- knikken en hummen
- desnoods de vraag herhalen	- observeren
- naar het antwoord luisteren	- niet zelf antwoorden geven
- geen vragen stapelen (meerdere vragen tegelijk stellen)	- niet vast nadenken over de volgende vraag
- verschillende soorten vragen gebruiken	- uit laten spreken
	- feedback geven en vragen

2.3 De instrumenten

2.3.1 Selecteren

De wervings- en selectieprocedure

Je zou kunnen zeggen dat een wervings- en selectieprocedure een zorgvuldige afweging is tussen enerzijds de aanbieding van een functie en anderzijds gevraagde kennis en kunde. Hoe zo'n procedure er uitziet, verschilt van praktijk tot praktijk. Niet elke fase of stap in het proces is in elke praktijk en/of voor elke functie daarbinnen nodig of mogelijk. Een aantal uitgangspunten is wel vaak gemeenschappelijk:
- Een praktijk zoekt naar de meest geschikte kandidaat, de sollicitant zoekt naar de meest geschikte functie; een goede procedure verenigt deze beide doelen in zich. Geen van de twee partijen is gebaat bij een verkeerde keuze.
- Voorwaarde voor een bewuste keuze door de sollicitant (en daarmee voor een succesvol functioneren) is het krijgen van een goed inzicht in doel en inhoud van de functie, alsmede in de omgeving waarin die functie wordt uitgeoefend.
- Wervings- en selectieprocedures moeten zorgvuldig worden uitgevoerd.

Grofweg kan een wervings- en selectieprocedure in drie fasen worden gesplitst:
1 *Voorbereidingsfase*. In deze fase is er vaak sprake van vacaturesignalering, functieanalyse, -beschrijving en -profiel, alsmede de oriëntatie op wervingsmiddelen en -kanalen.
2 *Wervingsfase*. In deze fase komt aan bod: advertentie opstellen (nog steeds het meest gebruikte middel om aan nieuw personeel te komen), mediaselectie, advertentie plaatsen en respons ontvangen.
3 *Selectiefase*. In deze fase komen activiteiten aan de orde als briefselectie, kandidaten uitnodigen, eerste en vervolginterviews voeren, eventuele tests en afrondende besprekingen.

Dit klinkt allemaal zeer serieus en ernstig, en in veel van de gevallen kunt u het af met een eenvoudige procedure, maar het kan geen kwaad om de procedure in de volle omvang eens nader te beschouwen.

1 Voorbereidingsfase Nog voordat een wervings- en selectieprocedure wordt gestart, speelt een aantal overwegingen een rol: moeten we wel iemand aannemen, moet die persoon vanuit de praktijk komen of van buiten, wie gaan we betrekken bij de procedure, wat voor persoon willen we eigenlijk hebben, wat moet die dan precies gaan doen en hoe kunnen we hem/haar binnenkrijgen? Hoe kleiner de praktijk hoe gemakkelijker deze vragen te beantwoorden zijn. Als u met één assistent werkt en hij/zij vertrekt, gaat u op zoek naar een 'één-op-éénvervanging'. Als er meerdere assistenten aan de praktijk verbonden zijn, is de verleiding groot om bij vertrek van een assistent direct over te gaan tot het aantrekken van een vervanger. Het verdient toch aanbeveling om in zo'n situatie eerst eens te kijken of het 'probleem' op een andere manier kan worden opgelost. Kan bijvoorbeeld worden volstaan met het anders verdelen en/of verschuiven van de werkzaamheden naar andere mensen die er al zitten (ofwel: moet er wel vervanging van buiten komen)? Wanneer wordt geconstateerd dat die vervanging er echt moet komen, is het goed om eerst te kijken of er intern iemand is die daarvoor in aanmerking kan en wil komen. Zo'n oplossing is in elk geval sneller en meestal goedkoper dan externe werving. Daarnaast kan promotie of overplaatsing een sterk motiverende werking hebben voor de betreffende medewerker en zelfs voor de andere mensen in de praktijk: bij ons wordt serieus werk gemaakt van interne doorstroming! De laatste jaren is het ook gebruikelijker geworden om een of meer aanstaande collega's bij de werving te betrekken, per slot van rekening moet de nieuwe medewerker ook goed 'in de groep liggen'. Belangrijk is dat alle betrokkenen goede afspraken maken over de taak- en rolverdeling tijdens de procedure. Wiens naam wordt in de advertentie gezet, wie verschaft telefonisch informatie aan kandidaten die daarover bellen, wie coördineert respons en uitnodigingen alsmede de voortgang van de procedure, wie zit(ten) er bij de eerste en eventueel volgende gesprekken?

De vraag *Wie willen we hebben?* valt uiteen in twee delen. Enerzijds gaat het erom de kandidaat te vinden die past bij de uit te voeren taken en werkzaamheden (is zij geschikt?). Anderzijds spelen minder grijpbare zaken een rol, bijvoorbeeld: is het een prettig persoon, klikt het, past zij in het team? Deze vragen komen hierna aan bod.

De vraag *Hoe krijgen we kandidaten binnen?* kan opgelost worden door gebruik te maken van verschillende wervingskanalen als de personeelsadvertentie, netwerken, uitzendbureaus die zich specifiek richten op het aanbieden van personeel in de gezondheidszorg, het Centrum Werk en Inkomen (het vroegere Arbeidsbureau) en internet.

2 *Wervingsfase* De *personeelsadvertentie* is nog steeds het meest gebruikte medium, op de voet gevolgd door *internet*. Het verdient aanbeveling om terdege stil te staan bij het opstellen van de advertentie. Een personeelsadvertentie dient informatie te geven over essentiële kenmerken van de functie en over de te volgen sollicitatieprocedure. In tabel 2.4 zijn vijf 'rubrieken' weergegeven die in uw overwegingen meegenomen moeten worden. U moet zelf een selectie maken van wat u belangrijk vindt om te melden, maar bedenk wel dat de advertentie kandidaten moet 'verleiden' om te reageren.

Bedenkt u verder dat de advertentietekst niet alleen nieuwe kandidaten moet aantrekken, maar ook herkenbaar en positief moet overkomen bij de zittende medewerkers en patiënten. Verder blijkt uit onderzoek dat de kop van de advertentie minstens vijfmaal zoveel gelezen wordt als de rest van de tekst. Karakteriseer de persoon die u zoekt dus zo duidelijk mogelijk in die kop. Ook kan het handig zijn om de situering van de organisatie in de omgeving aan te geven (bijv. bereikbaarheid, leefbaarheid).

Tabel 2.4	Rubrieken voor de personeelsadvertentie.	
	Informatie over	Bijvoorbeeld
1	de praktijk	- naam, vestigingsplaats en grootte van de praktijk - bedrijfscultuur - visie en missie, onderscheidende kenmerken
2	de functie	- functienaam - plaats in de organisatie - functie-inhoud, taken - zelfstandig karakter dan wel samenwerking in team - fulltime of deeltijd - onregelmatige tijden
3	functie-eisen	- opleiding - ervaring - karakter, persoonlijke eigenschappen
4	aanbod van de praktijk	- indicatie/weergave salaris - arbeidsvoorwaardenpakket - opleidings- en doorgroeimogelijkheden - plezierige werkkring
5	sollicitatieprocedure	- naam, functie en telefoonnummer voor telefonische informatie - brief aan wie en wanneer - al dan niet een CV erbij - evt. sollicitatieformulier

Essentieel aan een goede advertentie is dat die de juiste groep kandidaten weet te bereiken. Bij de *mediakeuze* moet dan ook rekening worden gehouden met bijvoorbeeld de woonplaats van de kandidaat gecombineerd met de vestigingsplaats van de praktijk. Als het gaat om een assistent, ligt het voor de hand te adverteren in regionale dag-/weekbladen. Als u een huisarts zoekt kan deze uit het hele land komen en liggen andere media voor de hand, bijvoorbeeld vakbladen als Huisarts in praktijk maar ook Arts en Auto.

De neiging bestaat om het *budget* voor de advertentie zo laag mogelijk te houden. U vindt echter meer geschikte kandidaten als u de markt via een goed doordachte advertentie benadert. Het gaat om de aanschaf van een zeer belangrijke 'productiefactor' tegen vaak hoge kosten; uiterste zorgvuldigheid ten aanzien van vormgeving, structuur, formaat, inhoud en kostprijs is dan ook geboden.

Wat betreft de *responsbehandeling* is het zaak zo snel mogelijk op de brieven (met CV) te reageren door een bevestiging van ontvangst van de brief te versturen. Niet alleen is dat een correcte handelwijze tegenover de sollicitant, ook maakt u duidelijk dat u serieus omgaat met de kandidaten. De sollicitanten moeten ook bij u *willen* werken. Berichtgeving aan de kandidaat omtrent uitnodiging, afwijzing of 'in portefeuille blijven' dient binnen maximaal veertien dagen na het aflopen van de sluitingstermijn te gebeuren. Is zo'n bericht – door wat voor omstandigheden dan ook – niet mogelijk, stuur dan daarover even een brief. Houd mensen op de hoogte!

3 *Selectiefase* De selectiefase is veelal de belangrijkste en meest veelomvattende fase in een procedure. Activiteiten als briefselectie, uitnodigen van kandidaten, voeren van een of meer gesprekken met kandidaten, afnemen van psychologische tests/assessments, beslissen over aanname/afwijzing en afrondende gesprekken over aanstelling en arbeidsvoorwaarden hebben in deze fase een plaats. Kern van de selectiefase is informatie op grond waarvan beslissingen kunnen worden genomen. Er is een veelheid aan manieren om aan die informatie te komen. Eerst gaan we in op een aantal belangrijke algemene begrippen rond informatieverzameling.

Wat we in de selectiefase van een kandidaat te weten willen komen, wordt bepaald door de functie-eisen of het functieprofiel. *Hoe* we aan die informatie komen en wat daarvan de waarde is, is niet altijd even vanzelfsprekend. Bij de eisen die we aan informatie moeten stellen, spelen twee sleutelbegrippen een belangrijke rol: betrouwbaarheid en validiteit. *Betrouwbaarheid* zegt iets over de kans dat twee onafhankelijke waarnemers tot dezelfde conclusie komen, met andere woorden het zegt iets over de mate waarin de informatie is verkregen zonder beïnvloeding van storende en/of toevalsfactoren. Informatie is betrouwbaar wanneer onder dezelfde omstandigheden steeds dezelfde informatie wordt verkregen. Gezien het feit dat in een selectieprocedure mensen andere mensen beoordelen, kan betrouwbaarheid van informatie een probleem vormen. Mensen zijn nu eenmaal niet onder alle omstandigheden gelijk en/of stabiel. Problemen voor betrouwbaarheid kunnen dus zijn:
– De omstandigheden waaronder het interview plaatsvindt zijn niet altijd gelijk.
– Er ontstaat tussen werkgever en kandidaat een wisselwerking die per interviewer en kandidaat kan verschillen.
– Dezelfde interviewer is niet altijd in dezelfde stemming.

Validiteit heeft te maken met de voorspellende waarde die de informatie biedt over succes in de functie: krijgen we informatie die werkelijk iets zegt over datgene wat we willen weten? Elke kandidaat in een selectie-interview zal waarschijnlijk bevestigend antwoorden op een vraag als: 'Goede sociale vaardigheden zijn in deze functie onmisbaar; beschikt u daarover?' Noch de vraag noch het antwoord daarop geven dan valide informatie, de vraag zal op een andere manier moeten worden gesteld en beantwoord! We komen daarop later nog terug.

Methoden van informatieverzameling scoren allemaal verschillend op betrouwbaarheid en validiteit. De sollicitatiebrief, het curriculum vitae, assessmentcenter en psychologische test scoren doorgaans hoog op betrouwbaarheid. Op validiteit scoren assessmentcenter en, mits goed uitgevoerd, het selectie-interview hoog. Referenties, grafologie en astrologie scoren op beide gebieden zeer laag tot niet, reden waarom met de nodige voorzichtigheid van deze instrumenten gebruik moet worden gemaakt. Informatie over een sollicitant kan verkregen worden door:
- sollicitatiebrief;
- sollicitatieformulier;
- curriculum vitae (CV);
- referenties;
- tests (psychologisch onderzoek);
- assessmentcenter;
- selectie-interview;
- diploma's, cijferlijsten en getuigschriften;
- uiterlijk en voorkomen van de sollicitant.

Een *sollicitatiebrief* (met CV) is in de meeste gevallen het eerste directe contact tussen kandidaat en praktijk. Van een kandidaat mag verwacht worden dat zij er in de brief in slaagt om de interesse van de werkgever te wekken; men 'verkoopt' zichzelf. Onmisbaar element daarin moet een motivatie zijn om die functie bij die praktijk te willen vervullen. Brieven naar aanleiding van een advertentie kunnen goed dienen voor een eerste selectie. Met behulp van *tevoren* opgestelde functie-eisen en succesfactoren kan onderscheid gemaakt worden tussen mogelijk geschikte en ongeschikte kandidaten. Dat wat de kandidaat schrijft behoort in ieder geval niet strijdig te zijn met de functie-eisen. Dit geldt ook voor open sollicitatiebrieven. Bijna elke sollicitatiebrief gaat vergezeld van een *curriculum vitae* (CV), een overzichtelijke presentatie van de belangrijkste feiten en prestaties uit het leven van de kandidaat. Als basis voor een CV dienen meestal persoonlijke en opleidingsgegevens, en informatie over de opgedane werkervaring. Een CV kan, wanneer het naast een functieprofiel of de succesfactoren gelegd wordt, direct al veel informatie opleveren. Anderzijds kan een kandidaat minder gunstige feiten uit de eigen levensloop mooier voorstellen dan ze zijn of helemaal weglaten. Er kunnen dan 'gaten' in de chronologie van het CV te zien zijn, de informatie is onvolledig. Belangrijke checkpunten zijn:
- chronologische volgorde van activiteiten; zitten er geen 'gaten' in;
- zijn opleidingen afgemaakt;
- blijkt uit het CV al wat sterke en zwakke punten kunnen zijn;
- wat staat er niet in het CV wat er gezien bijvoorbeeld de functie-eisen wel in had moeten staan;
- bevat het CV relevante/adequate informatie (hobby's als *sport en natuur* zijn feitelijk geen informatie waar een selecteur direct veel mee kan)?

Door middel van *referenties* is het mogelijk informatie te verkrijgen over kwaliteiten van de kandidaat *in de praktijk*. Als bron zijn referenties echter weinig aantrekkelijk omdat:
- de referent meestal onbekend is;
- de betrouwbaarheid laag zal zijn, want we kennen zijn beoordelingskwaliteiten niet;
- referenten onderling heel verschillend zijn;
- de validiteit vaak klein is, want we kennen de redenen niet waarom een positief of negatief oordeel wordt gegeven.

De betrouwbaarheid en validiteit is moeilijk vast te stellen, zodat een referentie onbetrouwbare informatie kan opleveren. Alleen wanneer u de referent zeer goed kent en op waarde kunt schatten, kunt u referentie-informatie toelaten in de selectieprocedure. Verder moet erop worden gewezen dat het opvragen van referenties alleen mag met de uitdrukkelijke toestemming van de sollicitant. Het is ethisch onverantwoord dit te doen bij de huidige werkgever en zonder medeweten van de kandidaat. Het mag niet zo zijn dat een kandidaat bij de huidige werkgever in een lastig parket wordt gebracht als gevolg van incorrecte referentie-acties.

Een van de belangrijkste en meest toegepaste instrumenten voor informatievoorziening is het *selectie-interview*. Vaak wordt onderscheid gemaakt tussen een eerste oriënterend gesprek en vervolggesprekken waarin op een aantal functionele zaken dieper wordt ingegaan en de vraag centraal staat: kan deze kandidaat de functie met succes vervullen? Hieronder wordt dieper ingegaan op het selectie-interview.

Diploma's en *schoolcijfers* vormen geen garantie voor een goede functievervulling. Wel geven ze een indicatie over het afronden van basis- en vervolgopleidingen met voor de functie noodzakelijke kennis en/of vaardigheden. In dat verband is het goed om aandacht te besteden aan zaken als:
- Continuïteit in de diverse stadia van opleiding: is iemand vaak van school veranderd, heeft hij/zij veel opleidingen niet afgemaakt enzovoort.
- De snelheid waarmee opleidingen zijn doorlopen; dit zegt mogelijk iets over leertempo en het oppikken van nieuwe dingen.

Voor *getuigschriften* geldt in wezen hetzelfde als voor referenties wat betreft (geringe) betrouwbaarheid en validiteit. Hooguit geeft een vergelijking van meerdere getuigschriften aanknopingspunten voor een beoordeling. Verder is het nuttig om getuigschriften goed te vergelijken met de gegevens in het CV; eventuele onduidelijkheden of tegenstrijdigheden moeten in het interview boven tafel komen.

Voor veel functies zijn *uiterlijk en voorkomen van de kandidaat* geen doorslaggevende factoren voor een goede functievervulling op zichzelf (denk aan administratieve en onderzoeksbanen). Wel is van belang dat de eventuele nieuwe medewerker past bij wat er in de praktijk gebruikelijk of afgesproken is. Andere functies stellen juist wel eisen aan uiterlijk en voorkomen. Daar vertegenwoordigt een medewerker de organisatie en heeft daardoor een rol als 'visitekaartje'. Wanneer uiterlijk en voorkomen in de vacante functie wel van belang zijn, kan worden gelet op zaken als kleding, houding, haardracht, nagels, omgangsvormen/etiquette, enzovoort. Bedenk in dit verband wel dat deze zaken ook door u in de praktijk stuurbaar zijn.

De *selectie van brieven* die naar aanleiding van een personeelsadvertentie binnenkomen, kan gebeuren door middel van een eerste screening: onderscheid maken tussen mogelijk geschikte en ongeschikte kandidaten. Zo'n onderscheid moet ook weer betrouwbaar en valide zijn. Om die reden is het van belang om van *tevoren* een lijst met functie-eisen en kritische succesfactoren op te stellen en de brieven aan de hand daarvan te vergelijken. Criteria kunnen zijn:
1 middelbareschoolopleiding en vervolgonderwijs;
2 gevolgde opleidingen/trainingen/cursussen;
3 voormalige en huidige werkgevers en de betreffende branche(s);
4 behaalde resultaten en/of promoties in het verleden;
5 eigen sterke en minder sterke punten;
6 leer- en werkervaringen die overeenkomen met het functieprofiel;
7 argumentatie voor overstap, c.q. motivatie voor de aangeboden functie/praktijk;
8 leidinggevende verantwoordelijkheid.

Naast bovengenoemde inhoudelijke kanten van de brief, kan de brief worden beoordeeld op indeling/lay-out, handgeschreven dan wel getypt, briefpapier en taalgebruik. Zitten er taalfouten in, zijn de zinnen te lang, is het taalgebruik ouderwets/formeel of modern/informeel, worden negatieve woorden/formuleringen gebruikt enzovoort. Na deze eerste screening kunnen de brieven het best in drie groepen worden onderverdeeld:
1 Kandidaten die zeker zullen worden uitgenodigd voor een oriënterend gesprek.
2 Kandidaten die achter de hand (in portefeuille) worden gehouden, voor het geval er in de eerste groep toch geen geschikte kandidaten zitten. Weliswaar hebben deze sollicitanten in de briefselectie minder gescoord, niettemin zou deze groep best wel eens een geschikte kandidaat kunnen verbergen.
3 Kandidaten die in elk geval niet voldoen aan de gestelde criteria en dus niet in aanmerking komen voor verdere deelname aan de procedure.

Kandidaten uit de eerste groep (uitnodigen) worden zo snel mogelijk van deze beslissing op de hoogte gebracht. Meer en meer gebeurt dat telefonisch uit een oogpunt van snelheid en efficiency (uiteraard wel gevolgd door een schriftelijke bevestiging). Sollicitanten uit de tweede groep (portefeuille) krijgen bericht dat de procedure eerst met een aantal andere kandidaten wordt ingegaan, maar dat de mogelijkheid bestaat dat ze in een tweede ronde alsnog worden uitgenodigd voor een gesprek. Afgewezen kandidaten ontvangen ook schriftelijk bericht, zo mogelijk met een persoonlijke toelichting op de argumenten daarvoor. Per slot van rekening hebben ze wel de moeite genomen om belangstelling te tonen in uw praktijk.

Een degelijke voorbereiding en sterke wervingsprocedure vergroot de kans op positieve respons. Het volgende vraagstuk is: hoe haal ik uit de kandidaten die persoon die het meest geschikt is? Of, om maar eens een jargonuitspraak te doen: hoe vergroot ik de predicatieve validiteit van mijn selectie-interview? In het proces van informatieverzameling neemt het *selectie-interview* een centrale plaats in. Kenmerk van selectie-interviews is dat er, gaandeweg de procedure, steeds preciezer wordt gekeken naar de persoon van de kandidaat. Het eerste interview heeft doorgaans voor zowel de kandidaat als de praktijkvoerder een oriënterend karakter. Er vindt wederzijdse informatie-uitwisseling plaats. Informatie uit de interviews betreft enerzijds feiten over de kandidaat (bijv. over afmaken van opleidingen, keuze van studies en werkkringen), anderzijds over het gedrag van de kandidaat (bijv. presentatie, communicatieve vaardigheden). Vertrekpunt voor de interviews vormen functiebeschrijving en -eisen en het takenpakket in de vacante functie.

Er is een aantal algemene *eisen aan een goed interview*. Met een goed interview wordt bedoeld dat het u ondersteunt in het maken van een keuze tussen de verschillende kandidaten. Deze eisen zijn de volgende:

– Standaardisatie. Dit aspect is wezenlijk belangrijk vanwege betrouwbaarheid en validiteit. Elk interview met een kandidaat zal op dezelfde manier moeten zijn opgebouwd, dat wil zeggen dat de volgorde van de gesprekspunten steeds dezelfde moet zijn. Ook de vragen die worden gesteld, moeten steeds gelijk zijn om dezelfde en complete gegevens te verkrijgen. Zelfs reacties op de kandidaat moeten een behoorlijke mate van standaardisatie hebben, omdat verschillende reacties tot verschillende resultaten leiden. Standaardisatie vergt dus discipline.
– Het interview moet gebaseerd zijn op en gerelateerd zijn aan de functie. Die functie is als het ware de rode draad waaromheen het interview zich afspeelt. Uitgebreid uitweiden over een toevallig gezamenlijke hobby is leuk, maar op dat moment niet terzake doende.
– Het gedrag van de selecteur tijdens het interview wordt beperkt tot vragen, observeren en registreren. Concluderen volgt pas later! Te vroeg conclusies trekken beïnvloedt de waarneming en het gedrag van de selecteur en daarmee zijn vermogen om objectief informatie te verzamelen.
– Waar mogelijk zouden twee (soms zelfs meer) selecteurs aan het interview moeten meewerken. Naast onderlinge steun en aanvulling tijdens de bespreking van de gespreksonderwerpen, kan er een taakverdeling worden toegepast waarbij de een op de kandidaat let en de ander op de selecteur. Hierdoor is bijsturen en achteraf evalueren van het gespreksverloop beter mogelijk en dat is weer van invloed op de betrouwbaarheid en validiteit van conclusies.

Een goede *voorbereiding en organisatie van het interview* begint al direct bij binnenkomst van de sollicitant. Het maakt een goede indruk wanneer de kandidaat bij de receptie wordt ontvangen en merkt dat er op haar (of hem) gerekend wordt. Het is een kleine moeite om de receptie tevoren naam en tijdstip door te geven. Wanneer interviews worden afgewerkt op afspraak en volgens een rooster, dienen die afspraken te worden nagekomen zodat er voor elke kandidaat voldoende en evenveel tijd beschikbaar is. Omgekeerd mag van sollicitanten die te laat komen worden verwacht dat ze daarvoor een zeer goede reden hebben of zich tenminste verontschuldigen. Het verdient aanbeveling een storingsvrije ruimte te kiezen waardoor de concentratie en toewijding kan worden opgebracht die nodig is om een goed gesprek te voeren. Ga bij voorkeur aan een spreektafel zitten en/of op stoelen die even hoog zijn. Ook een prettige positie van de stoelen ten opzichte van elkaar is belangrijk: liever in een hoek van negentig graden, dan tegenover elkaar.

Een goede *structuur van het selectie-interview* bevordert de voorspellende waarde ervan als selectie-instrument. Belangrijk hierbij is dat beoordelingen zo veel mogelijk geobjectiveerd worden. Een van tevoren opgestelde lijst van informatie die uit het interview moet komen is noodzakelijk voor een goede beoordeling. Een gestructureerd interview levert meer heldere en betrouwbare informatie, waardoor de gegevens van verschillende interviewers goed vergelijkbaar zijn. Daarnaast verkleint het de kans op het vergeten van onderwerpen. Met name het eerste oriënterende interview kent in de praktijk een vast verloop:
1 Welkom, koffie/thee en voorstellen gesprekspartners.
2 Uitleg procedure (van het interview en de verdere selectieprocedure).
3 Informatie over de praktijk en de functie.
4 Meting: doornemen van:
    brief en CV;
    stellingen;[1]
    'STAR';[2]
5 Vragen van de kandidaat.

Een *tweede interview* kent veelal een verdieping van de functie-inhoud en gaat over de inpasbaarheid van de kandidaat in de functie. Als er geen derde gesprek in de procedure is opgenomen, zijn ook salaris en verdere arbeidsvoorwaarden in dit interview onderwerp van gesprek. Vindt er wel een *derde interview* plaats, dan komen salaris en arbeidsvoorwaarden pas daarin aan de orde. Zo'n derde gesprek heeft dan al vaak het karakter van een onderhandeling. Het CV biedt een goede structuur voor de meting tijdens het interview. Het bevat twee structuren, namelijk chronologie en een indeling in onderwerpen: opleiding, werkervaring, nevenactiviteiten en algemene persoonlijke gegevens. Deze structuur heeft het voordeel dat de onderwerpen en vragen logisch op elkaar kunnen aansluiten.

Een ander aspect van het selectie-interview is het *gedrag van de kandidaat* dat tijdens het gesprek te zien is en waaruit enigszins het verwachte gedrag in de praktijk van de functie af te leiden is. Waarom gedrag? Gedrag is zowel in de

---

1 *Deze worden hierna toegelicht.*
2 *Deze wordt hierna toegelicht.*

selectiefase als later tijdens de functie-uitoefening concreet zichtbaar en gedrag is, in tegenstelling tot iemands persoonlijkheid, beïnvloedbaar. In wezen gaat het er tijdens het interview om *toekomstig* gedrag te voorspellen vanuit *huidig* gedrag (tijdens het interview). Vier dimensies van gedrag zijn belangrijk om in een interview boven tafel te krijgen:

- *Conceptuele effectiviteit*. Deze dimensie omvat zaken als probleemanalyse en oordeelsvorming, visie, innovatie en creativiteit, inzet van kennis en deskundigheid. Een vraag over het onderwerp 'werkervaring' dat zicht geeft op de conceptuele effectiviteit van de kandidaat, kan zijn: Heeft u in uw werk wel eens aanbevelingen tot verbetering gedaan? Wat voor vervolg is daaraan gegeven?
- *Operationele effectiviteit*. Hoe goed is de sollicitant als het gaat om zaken als plannen en organiseren, besluitvaardigheid, flexibiliteit, zelfstandigheid en stevigheid? Vraagvoorbeeld: Hebben zich in uw vorige werkkring wel eens onverwachte situaties voorgedaan en, zo ja, wat waren dat voor situaties? Hoe heeft u daarop gereageerd?
- *Interpersoonlijke effectiviteit*. Hier betreft het onder andere contactuele vaardigheid, invloed aanwenden, onderhandelen, mondelinge en schriftelijke communicatie. Vraagvoorbeeld: Werken komt vaak neer op samenwerken met anderen; heeft u wel eens 'de kar moeten trekken'? Hoe pakte u dat aan?
- *Drive (gedrevenheid)*. Factoren uit deze dimensie zijn inzet en doorzettingsvermogen, dynamiek, initiatief en professionele ambitie. Vraagvoorbeeld: Waarom kiest u voor een baan in de gezondheidszorg?

Het gaat er in een interview niet alleen om *wat* u vraagt, maar ook *hoe* u dat vraagt. *Gesprekstechnieken* beïnvloeden de hoeveelheid informatie die u krijgt en de betrouwbaarheid daarvan. Over het algemeen leveren de *open vragen* meer informatie dan gesloten vragen. Open vragen 'dwingen' het meest tot nadenken en bovendien zorgen ze bijna vanzelf voor het betrekken van de ander in het gesprek.

> Voorbeelden van open vragen
> Waarom wilt u van baan veranderen?
> Waarom vindt u zichzelf geschikt voor deze functie?
> Wat zijn uw sterke kanten?

Hoogrendementsvragen zijn in feite ook open vragen, maar zijn gericht op nadere, specifiekere of concretere informatie naar aanleiding van een gegeven antwoord op een open vraag.

Voorbeeld van hoogrendementsvraag

> H: Wanneer u en uw collega het niet eens zijn, hoe gaat u daarmee om?
> K: Dat hangt ervan af. Als ik denk dat ik een betere oplossing voor een probleem heb, probeer ik hem of haar daarvan te overtuigen en soms lukt dat ook.
> H: Hoe probeert u in zo'n situatie uw collega te overtuigen?

Met de laatste vraag in het voorbeeld kan de arts feiten boven tafel krijgen die het eerst gegeven antwoord betrouwbaar maken (of waarbij de kandidaat 'door de mand valt').

Gedragsgerichte vragen hebben tot doel een beeld te krijgen van gedrag in bepaalde situaties. Vaak gaat het daarbij niet om wat de kandidaat *zou* doen, maar om wat zij feitelijk *heeft gedaan*.

Voorbeelden van gedragsgerichte vragen
Wat heeft u toen voor acties ondernomen?
Wat voor prestatie heeft u geleverd, waarop u nog steeds erg trots bent?
Hoe heeft u die lastige patiënt toch kunnen kalmeren?

Suggestieve vragen worden in selectie-interviews nog wel eens gebruikt om een kandidaat uit de tent te lokken. Het is een vraag waarin het antwoord eigenlijk al zit opgesloten (de suggestie).

Voorbeelden van suggestieve vragen
U heeft geen ervaring in de huisartsenpraktijk?
Bent u niet een beetje vaak van baan veranderd?
Uw salaris heeft zeker nog geen spectaculaire groei doorgemaakt?

Een logisch gevolg op het stellen van de juiste vragen is goed, dus *actief* luisteren. Het woord 'actief' duidt enerzijds op het zichtbaar moeite doen om te luisteren en te begrijpen. Anderzijds kan het ook worden uitgelegd als 'activerend', namelijk de gesprekspartner activeren in het gesprek. Actief luistergedrag valt uiteen in non-verbaal en verbaal. Non-verbaal actief luistergedrag omvat zaken als zithouding, oogcontact, hummen, knikken en het hanteren van doelbewuste stiltes. Verbaal gaat het om het stellen van vragen, doorvragen en samenvatten. Het van tijd tot tijd in het kort in eigen woorden weergeven wat de kandidaat heeft gezegd, inclusief het gevoel dat achter de woorden van de kandidaat zit, is van groot belang. Indien zo'n samenvatting in vragende vorm wordt gesteld, stimuleert dit de verteller en heeft het voor de interviewer een checkfunctie of hij de kandidaat goed heeft begrepen. Er zijn twee specifieke technieken in een selectie-interview bruikbaar om antwoorden en gedrag van een kandidaat te toetsen of te meten. Dat zijn STAR en het gebruik van *stellingen*. De letters STAR staan voor *Situatie, Taak, Actie* en *Resultaat*. Deze techniek leent zich bij uitstek om concreet (reeds vertoond) gedrag in concrete situaties zichtbaar te maken. Achtereenvolgens wordt de sollicitant gevraagd een Situatie te beschrijven die zij heeft meegemaakt (bijv. een heel moeilijke situatie), aan te geven welke Taak zij zelf daarin had, welke concrete Acties(s) zij heeft ondernomen in die situatie en tot welk Resultaat die actie leidde. Met behulp van STAR kan worden voorkomen dat een kandidaat zich in het antwoord verschuilt achter termen als 'wij', 'de organisatie' enzovoort; het maakt veel duidelijk over haar zelf.

Door het poneren van *stellingen* voor de kandidaat krijgt u zicht op gedrag in concrete situaties. Een stelling in de vorm van de beschrijving van een concrete situatie, gevolgd door de vraag 'wat doe je?' levert veel meer, en meer betrouwbare informatie op dan bijvoorbeeld de vraag 'hoe ga je om met tegenslagen?' Het verdient aanbeveling om die stellingen zo veel mogelijk te zoeken in de niet-werksituatie, omdat de kandidaat zich daarin sneller en gemakkelijker kan verplaatsen en dus gemakkelijker tot een antwoord komt. U vraagt bijvoorbeeld: 'Je hebt een etentje georganiseerd met gasten. Een half uur voor aankomst valt de stroom uit (je kookt elektrisch). Wat doe je?' Het antwoord op een dergelijke stelling kan u inzicht geven in de creativiteit van de kandidaat, maar ook een tipje van de sluier lichten over de mate van stressbestendigheid.

Er zijn veelvoorkomende *valkuilen in interviews*. Gebleken is dat zelfs door de wol geverfde interviewers onderling sterk kunnen verschillen in hun beoordeling van dezelfde kandidaat. De persoon van de interviewer is sterk bepalend voor het waarnemen en beoordelen van de sollicitant. Iedere interviewer/selecteur moet dan ook bedacht zijn op valkuilen die een juiste waarneming en beoordeling in gevaar brengen. Een aantal hiervan is:
– *Primacy-effect*. De eerste positieve of negatieve indrukken zijn van onevenredig grote betekenis. Er is nogal eens discussie over de waarde die aan een eerste indruk moet worden toegekend. In het algemeen moet daarmee voorzichtig worden omgegaan, maar de praktijk leert (vaak pas achteraf) dat de eerste indruk in veel gevallen juist is.
– *Recency-effect*. Dit is hetzelfde als het primacy-effect, maar nu voor de laatste indrukken die van het gesprek achterblijven. Maakt een kandidaat gedurende het gehele gesprek een goede indruk, maar 'blundert' zij op het eind, dan blijft er toch een minder positieve indruk achter.
– *Halo-effect*. Dit is het gevaar om een kandidaat op meerdere aspecten positief te beoordelen op grond van een goede 'score' op één specifiek facet. Van een kandidaat die zich netjes presenteert, kan al gauw verwacht worden dat zij ook secuur werk zal verrichten, terwijl dit niet zo hoeft te zijn. Ook

sympathie voor een kandidaat is een belangrijke halo-bron: Een plezierige man of vrouw 'zal ook op andere punten wel goed scoren'.
- *Horn-effect*. Dezelfde werking als bij het halo-effect, maar nu in negatieve zin. Een kandidaat die (om misschien wel heel plausibele redenen) iets te laat op de afspraak verschijnt, 'zal ook op andere punten wel onbetrouwbaar zijn'. Zeker in combinatie met het halo-effect is dit dodelijk voor een kandidaat.
- *Mildheideffect*. Hiervan is sprake wanneer een interviewer de neiging heeft om (te) mild te oordelen, bijvoorbeeld als gevolg van eigen onzekerheid of onvoldoende inzicht/kennis van de functie-eisen. Te milde beoordelingen geven onvolledige en onbetrouwbare informatie over de kandidaat.
- *Contrasteffect*. Een matige kandidaat na drie slechte kandidaten wordt soms te hoog beoordeeld. Zij lijkt meer geschikt dan in werkelijkheid het geval is. Beoordeel elke kandidaat aan de hand van een tevoren opgestelde standaard, niet in vergelijking met andere kandidaten.
- *Stokpaardjeseffect*. Wanneer interviewer en kandidaat beiden een voorkeur hebben voor een bepaald onderwerp, kan de beoordeling te positief uitvallen.
- *Spiegeleffect*. De interviewer gaat (onbewust) op zoek naar eigenschappen of gedrag dat door hemzelf hoog gewaardeerd wordt; dit leidt tot een te positieve beoordeling. Het kan ook negatief werken, niemand is, bijvoorbeeld, zo goed als de interviewer.

Een interview waarbij vragen en structuur van tevoren vaststaan, biedt veel minder kans dat men in een van de valkuilen valt.

Soms is er *weerstand in een interview*. Een moeilijk moment is geen ramp. Als een kandidaat een vraag niet kan beantwoorden, kan deze herhaald of anders geformuleerd worden. Gun de kandidaat altijd ruim de tijd om een vraag te beantwoorden. Maar soms *wil* een kandidaat een vraag niet beantwoorden. 'Trekken en duwen' werkt dan niet, de kandidaat gaat zich alleen maar ongemakkelijker voelen. Samenvatten of 'terugleggen' is een betere optie, bijvoorbeeld door te zeggen dat u begrijpt dat de kandidaat deze vraag lastig te beantwoorden vindt. Leg vervolgens uit wat de bedoeling van de vraag is, waarom u die stelt. U kunt ook naar een motivering van de weigering vragen.

Aan het eind van de procedure moet er een *beslissing* worden genomen over de vraag wie er wordt *aangesteld*. Liefst gebeurt dat in overleg met meerdere mensen in de praktijk. Belangrijk is dat die beslissing wordt genomen op basis van de informatie over de kandidaat, die weer tot stand is gekomen naar aanleiding van tevoren opgestelde criteria en informatiebehoeften. Een lastig aspect in zo'n eindfase van een selectieprocedure is de weging van de verkregen informatie en de afstemming/'middeling' van de scores die de diverse beoordelaars hebben gegeven. Ook hierover moeten tevoren beslisregels worden afgesproken. Zo is bij de afwijzing van een kandidaat het onderscheid belangrijk tussen 'klikt het niet?' en 'is zij niet goed?'. Voor de goede orde: beide factoren zijn even belangrijk!

Er zijn verschillende manieren om kandidaten te 'scoren', variërend van

een bijna wetenschappelijk verantwoorde benadering tot het afgaan op menselijke intuïtie. Elke praktijk moet daarin de manier vinden die bij haar past, algemene richtlijnen zijn moeilijk te geven. Niettemin volgt hier een mogelijke scoringsmethode als voorbeeld:
- van tevoren wordt geformuleerd wat de optimale reactie is op vragen, stellingen enzovoort en wat de beoordelaars zeker niet willen zien;
- vervolgens wordt, ook van tevoren, een norm of ondergrens vastgesteld, uitgedrukt in een aantal plussen en minnen: -, - -, +, ++. Als norm kan bijvoorbeeld worden gesteld dat tussen alle reacties van een kandidaat minimaal 'drie keer ++' moet voorkomen, ofwel 'alles +', of 'geen enkele -';
- als vervolgstap kunnen de scores van de diverse beoordelaars worden vergeleken en gemiddeld. De kandidaat die het dichtst op de norm zit wordt aangenomen.

Uiteraard is het van groot belang dat de aangestelde medewerker zorgvuldig wordt behandeld, op de eerste werkdag goed wordt opgevangen en gedurende de eerste tijd voldoende wordt begeleid en wegwijs gemaakt. Want als huisarts heeft u niet alleen de zorg voor uw patiënten, maar ook de zorg voor uw personeel. En deze zorg begint dus al voordat de medewerker in dienst is.

2.3.2 Instrueren

Opdrachten en instructies geven is nauw verwant aan het delegeren van werkzaamheden. Opdrachten en instructies nemen daarbij een belangrijke plaats in. Opdrachten kunnen variëren van een commando tot een verzoek. Over het algemeen wekken commando's de nodige weerstand op; opdrachten in de vorm van een verzoek hebben dezelfde kracht, maar bieden voor het gevoel meer handelingsvrijheid.

Uw medewerkers zullen het accepteren dat ze van u als leidinggevende opdrachten krijgen. Daarbij zullen uw toon en woordkeus het effect bepalen. Wanneer u een van uw medewerkers een opdracht geeft, gaat u ervan uit dat zij begrijpt wat u bedoelt, de opdracht accepteert en die zo uitvoert zoals u dat graag ziet. In de praktijk gaat dat nog wel eens anders, wordt de opdracht half, verkeerd of helemaal niet uitgevoerd. Een opdracht geven en begrijpen is geen vanzelfsprekende zaak. Om te zorgen dat uw opdrachten worden begrepen en uitgevoerd, is het belangrijk om de volgende uitgangspunten in ogenschouw te nemen:

1 *Kies de juiste persoon.* De ene medewerker werkt graag mee aan een opdracht, de andere minder graag. Natuurlijk is het handig om dan steeds de opdracht aan de gewillige medewerkers te geven, dat werkt wel zo lekker. Aan de andere kant zult u ook aan de anderen moeten denken (spreiding van de 'pijn').
2 *Let op uw woordkeuze.* Het gaat zowel om de toon als de manier waarop een opdracht wordt gegeven. Wees bij het geven van een opdracht zo concreet en specifiek mogelijk. Geef aan wie, wat, waar, wanneer en met welk resultaat (vijfmaal W) moet doen. Wees voorzichtig met woorden als 'goed', 'veel', 'snel', ze hebben voor de één een andere betekenis dan voor de ander!

3 *Start met het probleem.* Leg bij het geven van de opdracht aanleiding en doel uit. Met andere woorden: schets het achterliggende probleem en geef de gewenste oplossing daarvan aan. U geeft de opdracht, omdat u vanuit uw kennis van de situatie weet dat er iets moet gebeuren. Uw medewerker heeft niet hetzelfde overzicht van de situatie, zorg er dus voor dat zij die net als u gaat zien. Leg eerst het probleem uit, informeer haar over het te bereiken doel en geef pas dan de opdracht.
4 *Zorg voor snelle feedback.* Ga er niet te snel van uit dat de medewerker heeft begrepen wat u bedoelt. Zorg voor een goed begrip, onder meer door belangrijke zaken te herhalen en gelegenheid te geven vragen te stellen. Zo nodig geeft u aanvullende informatie. Wanneer de medewerker twijfelt of zij de opdracht goed begrepen heeft, laat haar de opdracht dan herhalen. Wanneer iemand tegenstribbelt, luister daar dan actief naar en til zo de weerstand boven tafel. Tot slot is het belangrijk om ook tijdens de uitvoering te controleren en de resultaten te bespreken met de medewerker.

Een *opdracht* is niet hetzelfde als een *instructie*. Van een instructie is sprake wanneer kennis en informatie op een gestructureerde manier worden overgedragen en er dus meer zorgvuldigheid is vereist dan bij een eenvoudiger opdracht. Instructie wordt toegepast bij bijvoorbeeld het leren bedienen van een apparaat, de uitleg van een nieuwe procedure of de start van een belangrijke behandeling. Instructies geven beslaat vier fasen:
1 voorbereiding;
2 werkinstructie;
3 voor laten doen;
4 zelfstandig doen.

Richt u bij de *voorbereiding* van een instructie op zowel de medewerker, de taak als het instructiegesprek zelf. Schat de medewerker van tevoren in op aanwezige kennis, ervaring en motivatie. Hoeveel weet zij al van de opdracht? Wat kan zij aan? Is zij bereid om de taak goed uit te voeren? Ook inhoudelijke voorbereiding is erg belangrijk. Wat zijn precies de taken die u wilt opdragen? Hoe kunt u die overbrengen op de medewerker? Weet u voldoende van die taken af? Splits een taak op in deeltaken en let vooral op de zogenaamde kritieke punten: deeltaken die zo belangrijk zijn voor het geheel, dat ze bij mislukken het gehele resultaat bedreigen. Bedenk ook de toelichting bij elke deeltaak: waarom is die belangrijk en waarom moet die op die manier worden uitgevoerd?

Hierna maakt u de agenda voor het instructiegesprek. Een aantal tips voor dat gesprek:
– kies een zodanige *tijd en plaats* dat u rustig en weloverwogen kunt instrueren;
– ga uit van *bestaande kennis en ervaring* en voeg daaraan de nieuwe elementen toe;
– geef eerst het *totale beeld* en schets dan pas de verschillende onderdelen;
– *herhaal* aan het einde van elk blok de kernpunten, opdat de ander die goed duidelijk heeft;

– *sluit aan* bij de praktijk van de medewerker door voorbeelden te geven uit haar eigen werksituatie.

Voor het voeren van het *instructiegesprek* kunt u zich houden aan de volgende stappen:
– stel de medewerker op haar *gemak*;
– geef de *gewenste activiteiten* aan;
– geef het *doel* aan;
– geef het *belang* van de taak aan;
– zoek uit wat de medewerker nog *weet* en fris eventueel op;
– *check begrip* en moedig aan om vragen te stellen;
– geef de handelingen of activiteiten in *tijdsvolgorde* aan; demonstreer eventueel;
– benadruk de *kritieke punten*;
– laat de medewerker zelf *samenvatten*: in eigen woorden herhalen wat de belangrijkste stappen zijn; moedig aan en geef steun;
– *herstel fouten* en leg rustig uit waarom;
– geef aan wat de *verantwoordelijkheden* van de medewerker zijn;
– ga *zorgvuldig* in op vragen en stel controlevragen.

De fase van *voor laten doen* geldt natuurlijk alleen wanneer het gaat om het instrueren van handelingen. U kunt de medewerker de gelegenheid geven om te laten zien wat zij kan. Vraag haar om daarbij aan te geven wat zij doet, waarom, wat de belangrijkste stappen zijn en waar de kritieke punten liggen. Zelf stelt u controlevragen, u corrigeert eventuele fouten op een rustige manier en legt uit waarom handelingen op een bepaalde wijze moeten worden verricht.

Wanneer fase drie goed is verlopen en afgerond, wordt het tijd voor *zelfstandig doen*. De medewerker voert de taak in de praktijk uit. Zorg dat zij weet bij wie zij terecht kan met vragen en problemen en moedig haar aan om daarmee ook daadwerkelijk te komen. In het begin kunt u regelmatig even een kijkje nemen voor hulp en controle, maar minder dit geleidelijk.

Heeft u moeite met deze manier van instructie geven, dan kunt u ook uw toevlucht nemen tot het zogenaamde *modeling*: u voert eerst zelf de taak uit en laat de medewerker kijken wat u doet; daarna laat u het haar zelf doen en daarbij aangeven wat zij doet en waarom. U 'beloont' de goede stappen ('Goed zo, dat is prima') en corrigeert eventuele fouten. Vervolgens probeert de medewerker het opnieuw en herhaalt de cyclus zich. Het enige verschil van deze werkwijze ten opzichte van de gestructureerde instructie is dat *modeling* een demonstratie bevat van iemand die de taak al goed beheerst. Voor het overige komen dezelfde elementen erin terug.

2.3.3 Coachen, feedback geven en motiveren

Coachen, feedback geven en motiveren zijn als het ware neefjes en nichtjes van elkaar: ze behoren tot dezelfde familie, maar hebben een verschillende oorsprong. Alle drie deze managementvaardigheden worden gekenmerkt door hun hoge mate van ondersteuning. In termen van Hersey en Blanchard (1969, 1988) worden deze drie instrumenten ingezet als de leidinggevende de stijlen S2 (coachen) en S3 (steunen) toepast.

Coachen

Als we een parallel trekken met de sport, kunnen we zeggen dat een *coach* niet meespeelt, maar zich wel met het spel bemoeit. Hij staat langs de lijn en geeft technische aanwijzingen (taakgericht of sturen) en moedigt de spelers en het team aan (relatiegericht of ondersteunen). Zo kunnen we de coachrol van de huisarts ook beschouwen. Coachen is een van de bijdragen van de huisarts aan het verbeteren of veranderen van de 'performance' (prestaties) van individuele medewerkers en het team als geheel. Het is gericht op het ontsluiten van mogelijkheden, potentieel van mensen, om op die manier een maximum aan prestaties te leveren. Dat gebeurt door het versterken van het reflectief vermogen. Het gaat om 'boven jezelf uitstijgen' in twee betekenissen: méér presteren dan je voor jezelf voor mogelijk had gehouden en vanuit een afstand naar jezelf kijken. Dit klinkt allemaal heel zwaar. Het valt gelukkig terug te brengen naar de stelling: het doel van de huisarts als coach is te zorgen dat de medewerkers in de praktijk hun werk beter gaan doen en met meer plezier. Bij coachen gaat het om een helpende, consulterende relatie waarin niet beoordeeld wordt. Het speelt zich af in een 'vrije ruimte' waarin prestatievraagstukken aan de orde gesteld kunnen worden. Als coach helpt u een feitelijke situatie in een wenselijke over te laten gaan. U bent dus altijd gericht op prestatiedoelstellingen.

Coachen wordt vaak in één adem genoemd met een counselende gesprekstechniek: de vaardigheid waarbij de coach geen inhoudelijke antwoorden geeft, maar relevante vragen stelt. Dat zijn vaak vragen waarin de relatie tussen de persoon en het probleem centraal staan: hoe ga jij om met dit probleem? Hoe komt het dat jij zoveel dingen steeds maar weer uitstelt?

Bij veel coachingsvragen zal *supporten* (ondersteunen) voldoende zijn. De coach helpt de medewerker haar doel te bereiken zonder voor te zeggen of de zaak over te nemen, maar door de vraag serieus te nemen en aandacht te geven. Soms zal een steviger variant nodig zijn: *confronteren*. De coach neemt stelling vanuit een commentaarpositie; hij geeft feedback en vraagt de medewerker hierop te reageren en tot actie over te gaan. Ook kan het nodig zijn om *toe te voegen*. Daarin onderscheiden we twee varianten: *instrueren* en *inleiden*. De coach keert dan als het ware een beetje terug naar S1 (leiden). Bij instrueren gaat het om het toevoegen van kennis en vaardigheid om iemands prestatie te verbeteren. Inleiden betekent iemand bekendmaken met de huisstijl, de omgangsvormen, de 'verborgen' regels, zodat zij haar handelen kan aanpassen aan wat normaal gevonden wordt ('zo doen we dat hier'). Dit is vooral aan de orde als de betreffende medewerker nog niet zo lang in dienst is.

Om uw coaching richting te geven kunt u zich laten leiden door de volgende vijf vragen:

1 Wat doet zij (elementen uit de taakstelling)?
2 Welke storingen of verbeterpunten constateer ik?
3 Welke meetpunten stellen we vast (met welke resultaten, rekening houdend met het 'niveau' van deze medewerker ben ik wél tevreden)?
4 Wat zijn de leerdoelen (welke kennis en vaardigheden moeten worden aangescherpt/toegevoegd om deze meetpunten te realiseren)?
5 Welke acties moeten ondernomen worden (uiteraard zo concreet mogelijk geformuleerd door zowel de medewerker als de huisarts)?

Daarnaast geldt nog een aantal 'dwingende aanbevelingen' voor de coach:
– Laat goed werk nooit onopgemerkt en wees specifiek in het geven van een compliment.
– Creëer een klimaat waarin mensen fouten mogen maken. Dit betekent overigens niet dat fouten maken er niet toe doet. Fouten die, gezien de kennis en de ervaring van de medewerker, niet gemaakt hadden hoeven worden en die bijvoorbeeld het gevolg zijn van slordigheden, vereisen een corrigerende ingreep. Maar sommige fouten zijn zowel voor de huisarts als de assistent onvoorzien. Deze kunnen beschouwd worden als een leerpunt.
– Beloon goed werk door middel van erkenning, waardering en aandacht.
– Zorg voor constructieve feedback (zie de volgende paragraaf).
– Laat slecht werk evenmin onopgemerkt.
– Zoek uit waarom slecht werk geleverd wordt, vóórdat u met de medewerker praat:
  • Heeft u duidelijk gezegd wat u wilt?
  • Heeft u de juiste voorwaarden gecreëerd?
  • Hebben uw medewerkers voldoende kennis en ervaring om de taken uit te voeren?
– Zijn er consequenties verbonden aan het slechte werk? Hierbij maakt u onderscheid tussen consequenties die voor de praktijk gelden (patiënten vertrekken, financiële schade) en consequenties voor de betrokken medewerker (ontslag bij herhaling, geen bonus, enz.).

Feedback geven

Feedback geven is een behoorlijk breed begrip. Het kan variëren van 'tussen neus en lippen door' een reactie geven op geleverde prestatie, tot door middel van gestructureerde gespreksvoering de prestaties op langere termijn beïnvloeden op basis van eerder geleverde prestaties. Helaas blijkt feedback (door inhoud, timing of de manier waarop het gegeven wordt) niet altijd bruikbaar te zijn voor de ontvanger. Er zijn belangrijke principes als het de bedoeling is iemand te helpen effectiever te worden en ook om relaties effectiever te bewerkstelligen.

De eerste vereiste van feedback is dat het van *nut* moet zijn voor de ontvanger. De zender van de boodschap moet zich eerst afvragen of hetgeen hij gaat zeggen werkelijk bruikbaar kan zijn voor deze persoon. Hij moet helder zijn over de eigen motivatie; hij moet er zeker van zijn dat hij het niet alleen gaat zeggen om zelf van een last af te zijn ongeacht het verwachte effect op de ontvanger. 'Openhartigheid' in de zin van eerlijk en open communiceren met de ontvanger van de feedback, is niet het enige criterium voor effectieve feedback.

Duidelijkheid creëren is een tweede vereiste van feedback. Om de feedback begrijpelijk en bruikbaar te maken is niet alleen de specificiteit maar ook het geven van recente voorbeelden van gedrag noodzakelijk. De feedback moet eerder *specifiek* zijn dan algemeen. Als degene die de informatie ontvangt specifieke voorbeelden van situaties krijgt, situaties waarin zij op dezelfde manier heeft gereageerd, is het veel gemakkelijker om te begrijpen wat er gezegd wordt dan wanneer de boodschap slechts in algemene termen wordt overgebracht. Als mensen kunnen begrijpen wat er werkelijk in een bepaalde situatie is gebeurd, zijn ze beter in staat te overwegen om het voortaan anders aan te pakken. Hierbij helpt het om *recente voorbeelden* van gedrag te gebruiken, omdat iemand zich het dan levendiger voor de geest kan halen.

Acceptatie verkrijgen is een derde vereiste van feedback. Er zijn omstandigheden waarin iemand het moeilijk vindt om kritische, negatieve feedback te ontvangen. Het is niet altijd gemakkelijk om open en objectief feedback te accepteren. Het is belangrijk dat er een vertrouwensbasis bestaat tussen gever en ontvanger van de feedback. Als een medewerker de kritische feedback van de huisarts moet accepteren, moet zij wel vertrouwen in de huisarts hebben. Zij moet ervan overtuigd zijn dat de motivatie van de huisarts niet uit eigenbelang is en dat zij erop kan vertrouwen dat hij bruikbare informatie geeft waar zij wat aan heeft. Het mag duidelijk zijn dat bij een slechte relatie tussen huisarts en assistent de negatieve feedback eerder zal leiden tot een negatievere relatie dan tot een gewenste gedragsverandering.

De *presentatie* is een vierde vereiste van feedback. Het is van invloed op de acceptatie van de feedback. Als stemgeluid, gezichtsuitdrukking, woordkeuze en dergelijke de ontvanger meteen de indruk geven dat de gever haar waardeert en wil helpen en alleen daarom de boodschap meedeelt, dan is de ontvanger eerder bereid om meer open naar de boodschap te luisteren dan wanneer het lijkt of de feedbackgever slechts een lijst opdreunt met observaties, misschien zelfs zonder de ontvanger ook maar aan te kijken.

Niet-evaluerend zijn is een vijfde vereiste van feedback. De ontvanger zal negatieve feedback waarschijnlijk eerder accepteren als de boodschap *beschrijvend* is in plaats van *beoordelend*. Dat wil zeggen dat de brenger de gebeurtenis en het persoonlijke effect ervan beschrijft, zonder het goede of verkeerde ervan in meer algemene termen te beoordelen.

Ineffectieve negatieve feedback

Ik vind het vreselijk als je zo kortaangebonden doet tegen de patiënten. Dit is een onzinnige manier om je te gedragen, het wordt nu echt tijd dat je volwassen wordt!

Effectieve negatieve feedback

Gisteren had je meneer de Munnick aan de telefoon. Hij was boos omdat hij een, in zijn ogen, onterechte rekening had gekregen. Ik merk dat je dan snel geïrriteerd raakt en zelfs het gesprek afbreekt. Je moet weten dat als jij je gedraagt zoals je nu doet, er uiteindelijk drie mensen geïrriteerd zijn: jij, de patiënt, en ik.

Samenvattend: om bruikbaar te zijn voor de ontvanger moet feedback:
– bedoeld zijn om de ontvanger te helpen;
– direct en oprecht gegeven worden, en gebaseerd zijn op het vertrouwen tussen brenger en ontvanger;
– eerder beschrijvend dan beschouwend zijn;
– eerder specifiek zijn dan algemeen, met goede, duidelijke en liefst recente voorbeelden;
– gegeven worden op een moment waarop de ontvanger er 'klaar' voor lijkt te zijn;
– alleen die dingen bevatten waarvan men kan verwachten dat de ontvanger er iets aan kan doen;
– niet méér zijn dan de ontvanger op dat moment kan bevatten.

Alle bovengenoemde criteria zijn slechts overwegingen waar aandacht aan moet worden besteed door de gever van de feedback. Het is niet altijd mogelijk om aan alle criteria te voldoen. Daarom is het in zulke gevallen passender om bepaalde risico's te nemen, om meer open dan gesloten te zijn en te zien wat er gebeurt. Voor de ontvanger van feedback gelden de volgende aanbevelingen.

Niet defensief zijn. Een defensieve houding kan ertoe leiden dat er niet gehoord wordt wat er werkelijk gezegd wordt, maar dat je alleen hoort wat je wilt horen, of alleen hoort wat niet bedoeld is.

Voorbeelden bedenken. Als je niet helemaal begrijpt wat er tegen je gezegd is en de zender(s) van de feedback kunnen geen voorbeelden noemen ter verduidelijking, dan moet je zelf met de zender(s) voorbeelden proberen te bedenken (toen ik vrijdag op de praktijk kwam, toen liep ik direct door naar mijn kamer, bedoelen jullie dat misschien?).

Samenvatting geven. Om er zeker van te zijn dat je het begrijpt, is het een goed idee om een korte samenvatting te geven van wat je begrepen hebt. Dit biedt een laatste kans om misverstanden op te sporen.

Verder verwijs ik naar het hoofdstuk over conflicthantering. Immers, het geven van feedback en kritiek kan ook leiden tot het ontstaan van conflicten. Je kan maar beter voorbereid zijn!

Motiveren

Vraag aan uw medewerkers waarom zij werken en tien tegen een dat het antwoord 'voor het geld' daarbij zit. Toch zullen er ook andere motieven worden genoemd: sociale contacten, erkenning, waardering, weg zijn van huis enzovoort. Kortom, de antwoorden op de vraag 'wat drijft mensen?' zijn legio. Neem de monteur van een Technische Dienst die op de zaak zijn werk ongeïnteresseerd en nonchalant uitvoert, maar met veel plezier en enthousiasme 's zaterdags bij de buurman staat te sleutelen: waarom daar wel en op het werk niet? Of een leerplichtig kind dat spijbelt van school en zegt wat meer vrije tijd te willen hebben! Een motief waarvan u voelt dat er iets niet klopt. Motivatie is een complex onderwerp. Zorgen voor goede motivatie is een van de taken die veel leidinggevenden lastig vinden.

Motivatie kan gedefinieerd worden als: het geheel van psychologische en biologische factoren die de richting en de sterkte van gedrag bepalen. Het gaat om de hoeveelheid energie die een medewerker in haar werk of in de praktijk wil stoppen. Vraag is dan: wat bepaalt de hoeveelheid energie en het gebruik ervan in de werksituatie? In de psychologie is veel onderzoek gedaan naar wat mensen motiveert. Dit heeft geleid tot de onderkenning van diverse zogenaamde *motivatieprincipes*. De twee belangrijkste zijn beloning en behoeftebevrediging.

Het *beloningsprincipe* houdt in dat het plaatsvinden of terugkomen van gedrag bepaald wordt door beloning. Leidt gedrag tot een positief gevolg, dan is de kans groot dat dát gedrag een volgende keer weer zal voorkomen; leidt het daarentegen tot negatieve gevolgen, dan is die kans een stuk kleiner. Men zal het vermijden. Ieder mens beschikt over eigen, unieke *behoeftepatronen*: gevoeligheid voor bepaalde groepen beloningen. Alle behoeften of motieven zijn gericht op een doel en komen daarom tot uiting in bepaald gedrag. Verder kan de sterkte van behoeften wisselen. De behoefte aan slaap zal doorgaans om elf uur 's ochtends veel minder sterk zijn dan om elf uur 's avonds. Iemand motiveren betekent dus het inschatten van iemands behoeftesterktes op een bepaald moment.

Abraham Maslow (1970) formuleerde en onderzocht de *menselijke basisbehoeften*. Hij ging uit van twee principes die gelden voor alle behoeften. In de eerste plaats motiveert alleen datgene wat iemand niet heeft. Een behoefte waaraan op een bevredigende wijze is voldaan, kan niet meer motiveren (want het is geen behoefte meer). In de tweede plaats vertonen de menselijke behoeften een volgorde van belangrijkheid. Pas wanneer aan de ene ('lagere') behoefte is voldaan, komt de volgende naar voren. Hij onderscheidt de volgende vijf behoefteniveaus:

1 *Fysiologische behoeften.* Behoefte aan eten, drinken, lucht en seksualiteit. Een mens die honger heeft, zal eerst proberen die honger te stillen en andere behoeften even laten voor wat ze zijn.
2 *Behoefte aan veiligheid en zekerheid.* De mens wil beschermd zijn tegen het onverwachte, bijvoorbeeld lichamelijk kwaad, bedreiging van de gezondheid, werkloosheid. Vanuit dit motief hecht hij veel belang aan zaken als een onderkomen, een vaste baan, allerlei verzekeringen en veilige arbeidsomstandigheden.
3 *De behoefte om ergens bij te horen (sociale behoefte).* De mens als sociaal wezen dat met anderen wil samenzijn.
4 *De behoefte aan erkenning.* De mens wil merken dat anderen hem ook belangrijk vinden, hem waarderen en respecteren, hem zien zitten en aardig vinden.
5 *De behoefte aan zelfontplooiing.* Het streven naar het optimaal benutten van de eigen potentie en mogelijkheden. Men wil zichzelf ontwikkelen, leren, verder komen en heeft vrijheid en creativiteit nodig om die doelen te kunnen bereiken.

Zoals hierboven al aangegeven: de lagere behoeften (1 en 2) moeten volgens Maslow eerst naar tevredenheid zijn vervuld, voordat de hogere (3, 4, 5) een rol gaan spelen. Vanuit deze behoeftehiërarchie is nog niet zo gemakkelijk een verband te leggen met de werksituatie en het motiveren van mensen daarin. De theorie van Herzberg helpt ons daarin verder; hij publiceerde in 1959 zijn Motivatie-Hygiëne-theorie. Hij gaat ervan uit dat twee soorten factoren van invloed zijn op motivatie. De eerste soort leidt tot blijvende motivatie, de zogenaamde *motivatoren*. Het gaat daarbij om de mogelijkheid om iets te presteren, erkenning krijgen, aantrekkelijke functie-inhoud, verantwoordelijkheid dragen of de mogelijkheid om vooruit te komen. Het betreft dus factoren die nauw verbonden zijn met de taak zelf. Vandaar dat ze ook wel *taakintrinsieke factoren* genoemd worden. De tweede soort zijn de zogenaamde *hygiënefactoren*. Dit zijn factoren die niet of slechts tijdelijk motiveren, maar wel aanwezig moeten zijn om ontevredenheid te voorkomen. Hierbij valt te denken aan bedrijfsbeleid, de ontvangen stijl van leidinggeven, salaris, intermenselijke verhoudingen en arbeidsvoorwaarden. Zoals u ziet, hebben deze factoren veel minder met de taak zelf te maken; ze worden daarom wel de *taakextrinsieke factoren* genoemd.

Als leidinggevende zult u aan beide soorten factoren aandacht moeten besteden. Daarbij zullen de motivatiefactoren veel minder tijd en aandacht van u vragen dan de hygiënefactoren, maar het effect ervan is veel groter. Wanneer u op zoek bent naar mogelijkheden om uw medewerkers te motiveren, kunnen we een drietal activiteiten onderscheiden: demotivatie herkennen, motivatie herstellen en motivatie handhaven.

Demotivatie herkennen U zult regelmatig de motivatie in uw praktijk peilen. Dit is geen eenvoudige taak. De volgende aandachtspunten kunnen u daarbij van dienst zijn:
- *Arbeidsverzuim*. Hoeveel, vaak of gemakkelijk worden uw medewerkers ziek?
- *Verloop*. Hoe groot is de doorstroming van uw personeel en in welk tijdsbestek gebeurt dat?
- *Trots op de organisatie*. Hoe praten uw medewerkers over de praktijk?
- *Hulpbereidheid*. Hoe gemakkelijk springen mensen hun collega's even bij of werken ze over?
- *Kwaliteitsverlies*. Teruglopende kwaliteit, al dan niet gecombineerd met klachten van patiënten of anderen.
- *Controlenoodzaak*. Hoe vaak moet u uw medewerkers controleren?
- *Kwantiteitsverlies*. Hoe sterk loopt de 'productie' terug?
- *Vluchtgedrag*. Hoe gemakkelijk worden beslissingen/verantwoordelijkheden en dergelijke afgeschoven op collega's?

Voor een goed beeld verdient het aanbeveling om een vergelijking te maken met bijvoorbeeld een eerdere periode. Het gaat om relatieve veranderingen. Heeft u deze analyse gemaakt en zit het met de motivatie van de medewerkers wel goed, dan is het voor u zaak om de motivatie te handhaven. Heeft u zorgwekkende zaken ontdekt, dan is herstellen van motivatie heel belangrijk.

Motivatie herstellen De eerste stap in het herstellen van motivatie is *gedrag helder krijgen*. Probeer te voorkomen dat u de ongemotiveerde medewerker beschrijft in vage termen als 'lui', 'onvolwassen', 'verlegen' of 'nonchalant'. Dit zijn namelijk etiketten die u op iemands persoonlijkheid plakt, zonder dat ze u de gelegenheid bieden tot gedragsbeïnvloeding. Belangrijk is dat u denkt en spreekt in termen van concreet, specifiek en meetbaar gedrag. De tweede stap houdt in dat u een *inschatting* probeert te maken van het *behoeftepatroon* van de medewerker. Kijkt u daarbij met name naar de volgende vier behoeften:
1 Zekerheidsbehoefte:
   - vraagt zij vaak om duidelijke regels, afspraken, procedures?
   - vraagt zij vaak om afgebakende taken?
   - trekt zij zich terug in de groep (isolatie)?
2 Sociale behoefte:
   - zoekt zij veel aansluiting bij collega's?
   - doet zij van alles om in de smaak te vallen?
   - stelt zij zich vriendelijk en meegaand op in het team?
3 Erkenningsbehoefte:
   - praat zij veel over eigen prestaties?
   - wil zij vooral taakgerichte feedback krijgen?
   - is zij in de groep leidend en confronterend bezig?
4 Ontwikkelingsbehoefte:
   - zoekt zij nieuwe kansen en uitdagingen?

– heeft zij een brede belangstelling?
– is zij in het team explorerend en actief?

Nadat u zich een beeld heeft gevormd van het behoeftepatroon, maakt u een inschatting van het *ontwikkelingsniveau* en de daarbij benodigde stijl van aanpak. Is er sprake van lage betrokkenheid, dan is een steunend (S3-)gesprek nodig. Is er tevens sprake van matige competentie, dan zult u een coachend (S2-)gesprek moeten voeren.

1 Een steunend S3-gesprek voeren:
   – Neem zelf initiatief tot het gesprek, geef dan het doel van het gesprek aan.
   – Toon belangstelling en/of zorg voor de medewerker binnen haar functie.
   – Stel open vragen naar de mening van de medewerker, haar gevoelens, wensen of problemen. Stimuleer de medewerker ook tot exploratie daarvan door middel van doorvragen en samenvatten.
   – Geef feitelijke informatie alleen dán wanneer de medewerker daardoor helderheid krijgt of onzekerheid wordt verminderd.
   – Toon begrip, luister actief en stimuleer de medewerker om zelf oplossingen te zoeken.
   – Doe alleen voorstellen wanneer de medewerker daarom vraagt. Let wel op dat de oplossing past bij het probleem.
   – Laat de medewerker zo veel mogelijk zelf beslissingen nemen en spreek uw vertrouwen en erkenning daarbij uit.
   – Beëindig het gesprek door middel van een samenvatting en sluit af.

2 Een coachend S2-gesprek voeren:
   – Neem zelf initiatief tot het gesprek en geef het doel ervan aan.
   – Geef aan wat het probleem is of wat er van de medewerker wordt verwacht en waarom.
   – Vraag hoe de medewerker hierover denkt; luister hierbij actief, vraag door en vat samen.
   – Geef uw eigen visie op de zaak.
   – Vraag de medewerker om oplossingen of, wanneer zij deze niet heeft, doe zelf voorstellen.
   – Beslis welke oplossing de voorkeur heeft en vraag of zij deze oplossing ook acceptabel vindt.
   – Ga na hoe u de medewerker kunt ondersteunen bij de uitvoering van de oplossing.
   – Beëindig het gesprek door middel van het maken van concrete afspraken en sluit het af.

Motivatie handhaven Wanneer u in uw praktijk geen motivatieproblemen heeft, zult u verlies van motivatie willen voorkomen. Met andere woorden: u zult moeten werken aan het handhaven van motivatie. Uitgangspunten daarvoor worden gevormd door drie basisvragen, die medewerkers zichzelf zullen stellen:

1 Hoe prettig of onprettig vind ik de praktijk waarin ik werk?
2 Hoe prettig of onprettig vind ik mijn taak/functie?

3 Hoe rechtvaardig of onrechtvaardig word ik behandeld en beloond?

Deze drie aspecten, organisatie, taak en beloning, geven u handvatten om te werken aan handhaving van motivatie. De volgende maatregelen die u hiertoe kunt nemen zijn gerelateerd aan een of meer van de bovengenoemde drie aspecten. Let wel: dit is geen uitputtende lijst van dwingende voorschriften. U kúnt hieraan denken.

1. Zorg voor een goede *introductie* van de (nieuwe) medewerker. Maak een goed introductieprogramma en pas de juiste stijl van leidinggeven toe.
2. Houd *werkoverleg* en bespreek daarin zowel werkinhoudelijke als organisatorische zaken.
3. Zorg ook voor *informele contacten* tussen de medewerkers onderling, zoals etentjes, een borreluurtje, excursies.
4. Zorg voor goede *arbeidsomstandigheden* (taakextrinsieke factoren) als verlichting, apparatuur, stof en geluid. Denk ook aan veiligheid.
5. Stem *persoon en taak* op elkaar af. Zoek naar taken die passen bij iemands belangstellingspatroon en/of vaardigheden. Geef ook passende begeleiding en instructie.
6. *Verrijk taken* van medewerkers door middel van taakverbreding of taakverdieping.
7. Zorg dat u aandacht heeft voor de *loopbaan* van medewerkers. Let op loopbaanwensen en -patronen in de organisatie en maak beloften die u maakt ook waar.
8. Laat de medewerkers *meedenken*, zorg voor tweerichtingsverkeer tussen u en hen. Durf ook uw eigen stijl van leidinggeven ter discussie te stellen.
9. Zorg voor *rechtvaardige beloning* die overeenkomt met de geleverde prestaties.
10. Zorg waar mogelijk voor *taakroulatie* en daarmee voor meer variatie voor de medewerker. Betrek de medewerkers bij de voorbereiding en de evaluatie hiervan.
11. Zorg voor uitdagende maar haalbare *doelstellingen*. Betrek de medewerkers daarbij en geef aan waarom bepaalde doelen of activiteiten van belang zijn.
12. *Delegeer* zo veel mogelijk en creëer een sfeer van 'fouten maken mag'. Bespreek die fouten openlijk. Zorg ook dat de medewerkers de normen kennen en zichzelf kunnen controleren.
13. Zorg voor *voortdurende ontwikkeling* van uw medewerkers in de vorm van bijvoorbeeld begeleiding, volgen van trainingen of cursussen. Geef ze ook daadwerkelijk de ruimte om het geleerde in praktijk te brengen.
14. Probeer zo zuiver en rechtvaardig mogelijk te *beoordelen*. Beoordeel concreet gedrag en concrete prestaties in plaats van zaken als houding en inzet. Volg eventueel zelf trainingen op dit terrein.

Deze opsomming kan nog veel langer gemaakt worden, maar wellicht heeft bovenstaande u al op ideeën gebracht of kunt u hierop zelf voortbouwen. Motiveren van medewerkers vereist immers ook de nodige creativiteit!

2.3.4 Corrigeren

Het corrigeren van medewerkers door middel van correctiegesprekken is een vast onderdeel van elke werksituatie. Soms gaat het daarbij om relatief kleine dingen en, mits met enige tact gebracht, zal zo'n aanwijzing weinig problemen opleveren. Anders wordt het wanneer u een assistent wilt corrigeren voor het overtreden van regels of op bepaald ongewenst gedrag. Vaak komen daarbij de nodige emoties om de hoek kijken en kan een verkeerde aanpak tot grote problemen leiden.

Elke werksituatie kent regels, formeel of informeel, al dan niet uitgesproken. Zulke regels reguleren de manier van (samen)werken en iedere medewerker ervaart het bestaan van regels als een goede zaak. Het is daarom noodzakelijk om op te treden wanneer die regels worden overtreden. Alleen: wanneer moet u reageren en hoe doet u dat dan?

Valkuilen bij corrigeren

Medewerkers corrigeren kan nogal eens gevoelig liggen, reden waarom het belangrijk is om een goede aanpak te kiezen. We komen daarop later terug. Er bestaat een aantal valkuilen die het voeren van correctiegesprekken nog gecompliceerder kunnen maken dan het al is:
- *De overtreding noemen zonder dat u de feiten kent.* Wanneer u niet weet wat zich daadwerkelijk heeft voorgedaan, komt u slecht beslagen ten ijs en bestaat de kans dat u zich laat meeslepen door uw emoties.
- *De medewerker uitschelden of intimideren.* Zo'n aanpak kan natuurlijk snel escaleren!
- *In discussie gaan met de medewerker.* Wanneer u met de medewerker gaat argumenteren, verzandt u al gauw in een welles-nietesgesprek, waarin u uw (correctie)doel volkomen dreigt voorbij te schieten.
- *Onvoldoende duidelijk aangeven wat de medewerker kan of moet verbeteren/veranderen.* 'Zorgvuldiger met patiënten omgaan' zegt niet zoveel.

Uitgangspunten bij corrigeren

Bij correctiegesprekken kunnen emoties komen kijken. De assistent kan zich gekrenkt voelen of het idee hebben dat zij afgaat ten overstaan van haar collega's. U, als leidinggevende, heeft zich wellicht ook al behoorlijk lopen opwinden voordat u tot een correctiegesprek besloot. Er zijn zeven uitgangspunten die u bij het corrigeren in het achterhoofd moet houden.
1 *Onmiddellijk.* Correctie werkt alleen goed, wanneer die onmiddellijk na de overtreding wordt uitgevoerd. Uitstel verkleint het effect, mede doordat 'het' dan al weer enige tijd geleden is en niet meer zo leeft bij de betrokkene.
2 *Consistent.* Corrigeren is slechts dan effectief, wanneer het elke keer gebeurt als het ongewenste gedrag zich voordoet. Bent u niet consequent, dan is de kans groot dat de regel een volgende keer weer wordt overtreden. Daar komt bij dat dit ook invloed zal hebben op de collega's, wanneer zij zien

dat anderen ongestraft de regels kunnen overtreden waarvoor zij zelf wellicht al eens zijn aangesproken.
3 *Onpartijdig.* Iedereen die de regels overtreedt, zal gecorrigeerd moeten worden. Sympathieën en antipathieën mogen nooit leiden tot een voorkeursbehandeling.
4 *Progressief.* Naarmate het ongewenste gedrag vaker wordt herhaald en/of de overtreding groter is, corrigeert u zwaarder.
5 *Duidelijk.* Regels en eisen die u stelt moeten voor iedereen bekend en duidelijk zijn wil men zich eraan kunnen houden. Daarnaast moet iedereen er de zin van inzien (bijv. doordat ze gekoppeld zijn aan de resultaten van uw praktijk, zoals patiënttevredenheid, hygiëne) willen uw medewerkers gemotiveerd zijn om zich eraan te houden.
6 *Evenredig.* De correctie moet overeenkomen met de ernst van het vergrijp. Dit geldt ook voor de heftigheid waarmee u corrigeert, met andere woorden: ook uw emoties moeten in overeenstemming zijn met de ernst van het gebeurde.
7 *Motiverend.* Dit klinkt misschien wat mal, maar vóórdat u corrigeert, moet u zich verdiepen in het mogelijke 'waarom?' van de overtreding. Er zijn tal van factoren die daartoe hebben kunnen leiden!

Voorbereiding op het correctiegesprek

Ook een correctiegesprek maakt deel uit van het begeleiden van een medewerker. In de voorbereiding op een correctiegesprek zult u dan ook aandacht moeten besteden aan de volgende facetten.
1 *Voer correcties zo min mogelijk uit op het toppunt van uw emoties.* Wanneer u geëmotioneerd bent is het lastig helder te denken en effectief te handelen. Zorg dat u even 'afkoelt' (tel tot tien) en spreek de assistent daarna aan. Dit geeft bovendien uzelf extra gelegenheid om een en ander te overdenken. NB: Denkt u om het principe van onmiddellijke correctie, met andere woorden: blijf niet te lang denken, stel het gesprek nooit te lang uit!
2 *Check eventuele willekeur.* Zijn er geen sympathieën of antipathieën in het spel die mogelijk uw beeldvorming hebben vertroebeld?
3 *Check of beleid, werkafspraken en regels tevoren voldoende duidelijk waren.* Is dat niet het geval, dan wordt sturend optreden erg lastig (u krijgt dan de reactie: 'had dat dan gezegd!').
4 *Let op uw eigen voorbeeldgedrag.* Elke leidinggevende stelt in zijn gedrag een voorbeeld voor de medewerkers. Zorg daarom dat u zichzelf ook aan de gestelde regels houdt. Het is lastig een assistent te corrigeren omdat ze te laat is gekomen als u zelf regelmatig de praktijk binnenkomt als de eerste patiënt al in de wachtkamer zit.
5 *Verdiep u in oorzaken/achtergronden.* Kijk naar mogelijke achtergronden van het ongewenste gedrag alvorens u gaat corrigeren. Ga ook na of u zelf daarin mogelijk een rol heeft gespeeld.
6 *Kijk naar de mate waarin het gedrag niet te tolereren is.* Niet elke overtreding van regels is even ernstig als de andere, bijgevolg zult u uw reactie daarop moeten afstemmen (het principe van evenredigheid!).

Teneinde vast te stellen hoe zwaar het vergrijp is geweest, kunt u gebruik maken van de zogenaamde *tolerantieschaal* (zie fig. 2.2) die twee uiteinden kent, een die overtredingen aangeeft die getolereerd kunnen worden en een die niet te tolereren overtredingen weergeeft.

A_____B_____C_____D

overtredingen   overtredingen
die getolereerd   die niet getolereerd
worden   worden

Figuur 2.2
Tolerantieschaal.

De meeste overtredingen liggen ergens tussen deze twee uiteinden in. Bovendien waarderen leidinggevende en medewerker de situatie vaak verschillend. De leidinggevende kan vinden dat vergrijpen in het gebied B tot D niet te tolereren zijn, de medewerker kan van mening zijn dat overtredingen in het gebied van A tot C best mogen. Over het gebied van C tot D zijn beiden het wel eens: niet te tolereren. Waar in de praktijk de problemen kunnen ontstaan is het gebied tussen B en C: de huisarts vindt correctie nodig, de assistent vindt dat 'het moet kunnen'. In dit geval zal een (heftige) reactie door de huisarts als unfair worden beoordeeld door de assistent. Ze voelt zich onschuldig of onterecht berispt, ofwel te zwaar gestraft. Correctie leidt dan alleen maar tot escalatie, agressie en conflict. Haar motivatie zal afnemen en wellicht zal zij nog slechts datgene doen wat van haar verwacht wordt. Kortom: zowel huisarts als assistent verliezen erbij! Het is dus goed om de overtreding eerst te beoordelen op de tolerantieschaal en pas dan over te gaan tot correctie.

Drie correctiemethoden

Wanneer u kijkt naar de tolerantieschaal, ziet u dat er sprake kan zijn van drie verschillende situaties. Overtredingen in het gebied tussen:
1 C en D: niet te tolereren;
2 B en C: verschil van inzicht tussen leidinggevende en medewerker over de ernst van het vergrijp;
3 A en B: te tolereren.

Bij elke situatie past een eigen stijl van ingrijpen.

ad 1 Niet te tolereren overtredingen: opdrachtmethode In situaties waarvoor zeer duidelijke regels bestaan met duidelijke consequenties, past u de opdrachtmethode toe. Dit is een aanpak waarin taakgericht/sturend gedrag vooropstaat. Uw gespreksdoel is de overtreding duidelijk maken, consequenties toepassen en herhaling van de overtreding voorkomen. U voert dit

2 Effectief leidinggeven in de praktijk

gesprek onder vier ogen! Veelal hebben in deze situatie eerdere correcties geen of onvoldoende effect gehad, met andere woorden er schort iets aan zowel de competentie als de betrokkenheid van de assistent. De opdrachtmethode bestaat uit de volgende stappen:

1. *Initiatief nemen.* U nodigt de assistent uit voor een gesprek. Nogmaals: voer het gesprek onder vier ogen; wanneer de assistent het gevoel krijgt af te gaan ten overstaan van haar collega's of zelfs ten overstaan van patiënten, zal zij uw correctie niet willen accepteren.
2. *Overtreding beschrijven.* U geeft het doel van het gesprek aan, evenals de door u geconstateerde feiten. U verwijst daarbij naar de bestaande regels en de zwaarte van de overtreding. Verder beschrijft u de gevolgen van de overtreding voor de praktijk.
3. *Reactie vragen.* De assistent zal willen reageren. Laat haar dat ook doen, ook al gaat zij in discussie, in de verdediging enzovoort! Het is in deze fase belangrijk om haar stoom te laten afblazen, wil zij open kunnen staan voor het vervolg van het gesprek.
4. *Consequenties aangeven.* U geeft de consequenties van de overtreding aan, in lijn met de ernst van die overtreding. Ook kunt u slechts een waarschuwing geven, maar zorg er dan wel voor dat u die ook kunt waarmaken!
5. *Reactie vragen.* Opnieuw nodigt u de assistent uit om te reageren, ditmaal om te checken of zij inziet wat er aan haar gedrag mankeerde. Let wel: hier gaat u niet meer uitgebreid op haar reactie in. De boodschap is duidelijk, de beslissing is helder.
6. *Afspraken samenvatten.* U beëindigt het gesprek door de gemaakte afspraken kort samen te vatten. Zorg dat duidelijk is wie, wat, waar, wanneer en op welke wijze doet.

Het is zinvol om ook de eventuele andere medewerkers tekst en uitleg te geven over het waarom van een zware correctie die u heeft uitgevoerd. Laat zien welke regels om welke reden voor u belangrijk zijn, zonder dat u de betrokken medewerker direct tot voorbeeld maakt. Leg de gemaakte afspraken vast. Enerzijds kunt u daarmee vaststellen wanneer het tijd is om een openstapeling van kleinere vergrijpen aan de orde te stellen, anderzijds kunt u altijd achteraf nagaan, wat u zoal heeft gedaan om de situatie te veranderen. Mocht het helemaal misgaan en werkt u naar het einde van de arbeidsovereenkomst toe, dan beschikt u ook over een dossier.

ad 2 Verschil van inzicht: probleemoplossende methode Over overtredingen in het gebied tussen B en C bestaat verschil van inzicht tussen de leidinggevende en de medewerker: u accepteert het gedrag niet, terwijl zij vindt dat het best door de beugel kan. Zou u in zo'n situatie werken volgens de opdrachtmethode, dan zou dat averechts werken: de assistent zorgt wel dat zij de overtreding voortaan ongemerkt kan begaan. In de probleemoplossende methode bent u minder sturend en besteedt u meer aandacht aan de achtergrond van het vergrijp. De assistent mag haar gedrag toelichten en suggesties geven om het probleem op te lossen. Kortom: zowel taakgericht/sturend gedrag als relatiegericht/ondersteunend gedrag komen hier voor.

Uw gespreksdoel bij deze methode is de medewerker duidelijk maken hoe de situatie is en wat uw visie erop is. Daarnaast hoopt u constructief gedrag te bevorderen. De achtereenvolgende stappen bij de probleemoplossende methode zijn:

1 *Initiatief nemen.* U nodigt de assistent uit voor het gesprek. Ook hier is het belangrijk om het gesprek onder vier ogen te voeren.
2 *Overtreding beschrijven.* Geef aan wat het doel van het gesprek is en beschrijf door middel van zo veel mogelijk feiten wat u heeft geconstateerd.
3 *Reactie vragen.* Stimuleer de reactie van de assistent door actief te luisteren, ga na hoe zij tegen de situatie aankijkt. Toon belangstelling, stel vragen, vraag door en vat samen. Geef zo nodig ook aandacht aan emotionele aspecten.
4 *Samenvatten en eigen mening geven.* Leg de standpunten naast elkaar, nadat u eerst uw eigen visie op de zaak heeft gegeven. Maak duidelijk dat het een probleem van u beiden betreft dat is op te lossen. Stel u zakelijk op.
5 *Suggesties vragen.* Begin met de assistent suggesties voor een oplossing te vragen en laat merken dat u haar inbreng waardeert. Beoordeel haar suggesties serieus en zet uw eigen ideeën daarnaast. Werk naar een voor beiden acceptabele oplossing toe.
6 *Concrete afspraken maken.* Maak concrete afspraken over de gevonden oplossing en over de controle daarvan. Sluit vervolgens het gesprek af.

ad 3 Te tolereren overtredingen: niets doen Het gebied tussen A en B betreft 'overtredingen' die zowel u als de assistent tolerabel achten. Strikt formeel worden de regels overtreden, maar stringente handhaving wordt niet nagestreefd. Vaak is dat te tijd- of energierovend of sociaal onwenselijk. Als u, zodra uw assistent eens een paar minuutjes te laat komt (of te vroeg weg gaat) een correctiegesprek moet voeren, wordt de sfeer wel erg nadelig beïnvloed. In situaties waarin u en de assistent het erover eens dat haar gedrag te tolereren is, zijn de opdrachtmethode en de probleemoplossende methode overbodig. U hoeft niet in te grijpen, hetzij omdat dat de moeite niet waard is, hetzij omdat u verwacht dat de medewerker in staat is zichzelf te corrigeren. Wel belangrijk is het dan om de assistent actief te blijven volgen en direct in actie te komen als er iets gebeurt. Zodra de assistent de grens B overschrijdt zal u wel in moeten grijpen.

2.3.5 Delegeren

Delegeren is een veelbesproken onderwerp onder leidinggevenden. Velen vinden het niet gemakkelijk om te doen: wat delegeer je wel en wat niet? Ook gaat het vaak gepaard met de nodige weerstanden, omdat macht, invloed en zekerheid afstaan niet iets is wat iedereen even gemakkelijk afgaat. En hoe ga je om met de onzekerheid of de taak wel 'goed' gebeurt of op de manier die u wilt? Als je dan al delegeert, hoe doe je het dan? Je kunt niet alles zelf doen. Is het een kwestie van mensen gewoon dingen opdragen, of voordoen? Hoe zorg je voor toezicht, controle en wanneer is ingrijpen op welke manier vereist?

Wat is delegeren?

Delegeren is het overdragen van een deel van uw taken en bijbehorende bevoegdheden aan medewerkers. Het doel ervan is dat uw assistent wordt gestimuleerd om werkzaamheden te verrichten en beslissingen te nemen die zij net zo goed als u of zelfs beter kan afhandelen. Ze wordt daarmee verantwoordelijk voor het bereiken van het eindresultaat. We kunnen onderscheid maken tussen twee typen delegatie, taak- en situatiedelegatie. Bij *taakdelegatie* worden werkzaamheden gedelegeerd waarbij de activiteiten en het eindresultaat nauw omschreven en vastgelegd zijn. Bijvoorbeeld: Leverancier X heeft in de laatste levering niet alle bestelde artikelen geleverd. Neem even contact op met hen en vertel hun wat er is misgegaan, en maak afspraken over een nalevering in deze week.' Bij *situatiedelegatie* wordt een probleem of situatie gedelegeerd waarbij de activiteiten minder strak worden aangegeven en de assistent dus een grotere mate van vrijheid heeft. Bijvoorbeeld: Het voorraadbeheer zou beter moeten kunnen. Breng eens in kaart wat wel goed gaat en waar eventuele verbeteringen kunnen worden aangebracht. Maak ook een planning voor de invoering van een nieuw systeem.

Het zal duidelijk zijn dat de assistent meer verantwoordelijkheid krijgt bij situatiedelegatie. Aangezien verantwoordelijkheid en beslissingsbevoegdheid samengaan, zult u zo'n medewerker ook meer beslissingsbevoegdheid moeten geven. Bij taakdelegatie is een medewerker gemakkelijker te controleren dan bij situatiedelegatie. Het is dan ook belangrijk om bij situatiedelegatie met de assistent heldere afspraken te maken over eindresultaten en evaluatie.

Waarom delegeren?

Delegeren heeft een aantal wezenlijke voordelen. Desondanks moeten veel huisartsen nogal eens persoonlijke weerstanden overwinnen, hetzij van zichzelf, hetzij van hun medewerkers. Bij de huisarts kunnen de volgende weerstanden voorkomen:
– *Slechte ervaringen met delegeren.* Wanneer delegeren in het verleden al eens niet goed heeft uitgepakt, zal de aarzeling een volgende keer groter zijn. Het is goed om hierbij te bedenken dat leren delegeren een groeiproces is van medewerker en huisarts samen.
– *Alles (zelf) goed willen doen.* Sommigen ervaren het als een zwaktebod dat zij aan een assistent gedelegeerd werk niet zelf kunnen doen. Zij vinden dat zij bijvoorbeeld heel goed zelf de leverancier kunnen bellen of na kunnen denken over een voorraadbeheersysteem. Het is echter goed te bedenken dat de essentie van leidinggeven zit in het inschakelen van mensen; uzelf bewijzen houdt niet in dat u uw eigen werklast moet vergroten!
– *Verlies van controle.* Wanneer u delegeert heeft u niet in de hand hoe het werk gedaan wordt. Bedenk dat vertrouwen aan de basis ligt van delegatie.

Ook uw assistent kan weerstanden hebben tegen delegatie:
- *Demotivatie.* Wanneer een assistent gedemotiveerd is, zal zij slechts met tegenzin gedelegeerd werk op zich nemen, of proberen zich te 'drukken'.
- *Faalangst of onzekerheid.* Het op zich nemen van verantwoordelijkheid wordt door veel medewerkers ervaren als hun nek uitsteken; niet iedereen vindt dat even prettig! Wanneer een medewerker niet gewend is om werkzaamheden gedelegeerd te krijgen, met andere woorden als delegatie geen gebruikelijk deel is van haar werk, zal zij de vertrouwde paden bewandelen om zaken te laten uitvoeren of problemen op te lossen: 'Dat moet de baas maar beslissen!'

Belangrijke voordelen van delegeren zijn:
- U geeft uw medewerkers gelegenheid zich te ontwikkelen en ervaring op te doen.
- U weet dat u zelf toekomt aan de essentiële zaken. Het delegeren van routinezaken en dingen die u aan anderen kunt overlaten, geeft u ruimte om de wezenlijke zaken de aandacht te geven die ze verdienen.
- U ontwikkelt uzelf en doet ook ervaring op.
- U stuurt uw praktijk, zonder dat u gebukt hoeft te gaan onder de vele taken die in uw praktijk uitgevoerd moeten worden.

Voorwaarde voor delegeren

Als uw praktijk goed georganiseerd is, zijn de taken, bevoegdheden en verantwoordelijkheden goed verdeeld over de diverse functies. Het resultaat daarvan is dat:
- duidelijk is wat er binnen elke functie wordt verwacht;
- de bevoegdheden duidelijk zijn;
- beslissingen zo laag mogelijk in de organisatie worden genomen;
- de praktijk zodanig is georganiseerd dat delegeren wordt vergemakkelijkt;
- die bevoegdheden onaangetast blijven.

Het geven en weer intrekken van bevoegdheden kenmerkt vaak een slechte organisatorische opzet. Belangrijk voor succesvol delegeren zijn:
- Neem afstand van het uitvoeren van technisch en/of uitvoerend werk.
- Spreek duidelijke en vaste bevoegdheden af.
- Stem ook de manier waarop uw praktijk is georganiseerd af op delegatie.
- Maak een duidelijke afbakening van de taken en bevoegdheden van uw medewerkers.
- Stel voor uzelf vast naar welke 'ideale' vorm van delegatie u toe wilt.
- Omschrijf de stappen die u daartoe gaat nemen.

Organisatie van delegatie

Voor het organiseren van delegatie zijn drie vragen wezenlijk:
   Hoe zorgt u voor een afbakening van taken en bevoegdheden van uw medewerkers?

Welke taken en bevoegdheden van u kunnen gedelegeerd worden?
Welke afspraken maakt u met de uitvoerder van de delegatie?

Laat het niet van de situatie afhangen of uw medewerkers weten wat ze wel en niet zelfstandig kunnen doen en/of beslissen. U doet er beter aan om hun taken te analyseren en af te spreken bij welke taken de assistent:
– volledig bevoegd is, zonder u te hoeven consulteren;
– wel bevoegd is, maar u wel moet informeren;
– beperkte bevoegdheid heeft, dat wil zeggen: niets zonder uw toestemming vooraf mag doen;
– alleen actie mag ondernemen op uw instructie.

Realiseert u zich dat de wetgever hier ook een en ander van vindt. Aangezien u als huisarts de praktijk aanstuurt en daartoe uw medewerkers organiseert, motiveert, corrigeert, stuurt en controleert, kunt u deze leidinggevende taken niet delegeren. Alle uitvoerende taken kunt u in principe wel delegeren (zie ook tabel 2.5).

Tabel 2.5	Taken die u wel en niet kunt delegeren.
Niet delegeren	*Wel delegeren*
– algemeen beleid	– uitvoerend (technisch) werk
– disciplinaire kwesties	– routinematig werk
– definitieve managementbeslissingen	– de controle op dit soort werkzaamheden
– motivatiekwesties	
– vertrouwelijke kwesties en problemen	

Delegeren in acht stappen

Met een systematische aanpak kunt u de effectiviteit van delegeren vergroten. Het gaat hier niet om kleine overzichtelijke taken, maar vooral om taak- of situatiedelegaties die meer tijd nodig hebben. De 'filosofie' erachter kunt u natuurlijk wel gebruiken bij de kleinere delegaties. De gestructureerde aanpak bestaat uit vier fasen – voorbereiding, delegatiegesprek, begeleiding in de praktijk, evaluatie – die gezamenlijk acht stappen omvatten.

Fase 1 voorbereiding Stap 1: *Bepaal het doel.* Om het doel en de aard van de delegatie te bepalen laat u uw gedachten over de volgende zaken gaan:
– Is de taak delegeerbaar? Kan een ander het beter of goedkoper doen? Is de opdracht zinvol en uitvoerbaar?

- Wat is het doel van het delegeren? Gaat het om vermindering van eigen werkbelasting, om vergroting van iemands ontwikkelmogelijkheden of is het een teken van erkenning of waardering?
- Wat moet het eindresultaat zijn? Wees concreet en specifiek.
- Is de delegatie eenmalig of zal die regelmatig terugkeren? Levert dit eventueel rechtspositionele problemen op?

Stap 2: Selecteer de juiste persoon. Dit speelt natuurlijk alleen als u meerdere medewerkers heeft die qua competentie en betrokkenheid met betrekking tot deze taak vergelijkbaar zijn. Overweeg goed aan wie u de opdracht gaat geven. Zorg daarbij voor spreiding in de delegatie: geef alle assistenten een keer een kans. Criteria bij de selectie:
- beschikbaarheid;
- deskundigheid: verwachte kwaliteit/kwantiteit van de uitvoering;
- motivatie van de betreffende medewerker;
- ontwikkelingsdoelen.

Stap 3: Bereid u voor op het gesprek. Voorkom eventuele misverstanden zo veel mogelijk door een gedegen voorbereiding van het delegatiegesprek:
- Analyseer de motivatie van de medewerker: verwacht u weerstanden tegen de opdracht? Hoe wilt u daarmee omgaan?
- Maak een agenda voor het gesprek.
- Welke ruimte en bevoegdheden geeft u de assistent?
- Hoe wilt u haar gaan begeleiden tijdens de uitvoering van de opdracht?

Fase 2 delegatiegesprek Stap 4: Bereid de medewerker voor.
- Geef aan wat het eindresultaat van de werkzaamheden moet zijn en welke eisen u daaraan stelt.
- Geef aan waarom de taak belangrijk is. Alleen dan kan zij met de juiste instelling van start gaan.
- Geef de speelruimte aan. Hoeveel ruimte krijgt de assistent om het werk op haar eigen manier te doen? In hoeverre kan zij eigen initiatieven nemen? Geef ook aan waar de grenzen van de bevoegdheden liggen.
- Maak afspraken over de begeleiding. Als eindverantwoordelijke moet u op de hoogte blijven van de voortgang van het werk en van eventuele onverwachte ontwikkelingen. Spreek af wat de frequentie van terugkoppeling is en welke informatie u schriftelijk dan wel mondeling krijgt.

Stap 5: Effen het pad. Soms is het nodig om tevoren 'het pad te effenen' dat de assistent op weg naar het eindresultaat gaat afleggen. Denkt u daarbij aan valkuilen als: gebrek aan medewerking van anderen, gebrek aan informatie en niet beschikken over de juiste middelen. Een werkbare opzet van het delegatiegesprek ziet er als volgt uit:
1 Bespreek de taak met de assistent; geef informatie en toon het belang; laat haar reageren.
2 Bespreek de mate van bevoegdheid in de taak.
3 Check of taken en bevoegdheden voor haar duidelijk zijn.

4 Vraag haar welke middelen zij nodig denkt te hebben, hoeveel tijd zij nodig heeft en hoe u haar behulpzaam kunt zijn.
5 Maak afspraken over de begeleiding.
6 Sluit het gesprek af.

Fase 3 begeleiding in de praktijk Stap 6: Maak afspraken over de controle. U moet op de hoogte blijven van de voortgang van het werk, onverwachte ontwikkelingen en u moet weten wanneer de taak gereed is. Per taak en per medewerker kan de mate van controle verschillen.
– *Continue controle:* voortdurende controle door uzelf, waarbij de assistent steeds meer eigen verantwoordelijkheid krijgt. Deze vorm van controle is vooral nuttig bij nieuwe of onzekere medewerkers.
– *Controle door middel van uitzonderingen (management by exception).* U controleert niet elke stap van de uitvoering van het werk, alleen de afwijkingen en de uitzonderingen. Voor deze vorm van controle is het wel nodig dat er een goede onderlinge informatiestroom is, goede normen en tolerantiegrenzen en een duidelijk overzicht voor uzelf van de inhoud van ieders taken.
– *Controle door middel van resultaten (management by objectives).* De assistent is volledig onafhankelijk, controleert zichzelf en bespreekt de resultaten met u in een evaluatiegesprek (stap 7). Deze vorm van controle leent zich bij uitstek voor medewerkers op een hoog ontwikkelingsniveau.

Stap 7: Zorg voor de juiste begeleiding. Stimuleer en steun de medewerker zo veel mogelijk. Mocht er tijdens de uitvoering toch iets misgaan, dan zijn de volgende aandachtspunten belangrijk:
– *Vermijd een te vroege ingreep.* Grijp niet direct in, want de assistent krijgt dan geen gelegenheid om lastige situaties te leren hanteren. Weeg tevoren de consequenties van wel of niet ingrijpen af voordat u ingrijpt.
– *Vermijd te veel afhankelijkheid.* De verantwoordelijkheid voor de uitvoering van de delegatie ligt in eerste instantie bij de assistent. Geef dus niet te snel toe aan de neiging van de assistent om 'de aap weer op uw schouder terug te zetten'.
– *Ondergraaf de delegatie niet.* Door bijvoorbeeld rond te hangen bij de assistent of de bevoegdheden van de assistent te ondergraven bij anderen, verkleint u niet alleen de kans op succes maar beïnvloedt u ook de motivatie op een nadelige wijze.
– *Maak problemen en fouten constructief.* Door de assistent suggesties te geven, begeleidingsgesprekken te voeren of te zorgen voor deskundige ondersteuning, zorgt u ervoor dat de assistent leert van haar fouten.

Fase 4 evaluatie Stap 8: Evalueer de resultaten. Om goed te kunnen evalueren is het noodzakelijk dat u en uw assistent vanaf het begin een helder beeld van het eindresultaat hebben. Laat haar eventueel een eindrapport maken en bespreek dat samen. Spreek ook waardering uit als alles goed is gegaan. Analyseer eventuele fouten en plaats die in het kader van het leerproces. Aangezien delegeren is gebaseerd op wederzijds vertrouwen, kan het geen kwaad om ook uw eigen rol als coach te evalueren. Zo is het delegeren ook voor u een leerproces.

2.3.6 Vergaderen

Vergaderen is een wezenlijk onderdeel van ons werk geworden. Het kost vaak te veel tijd en energie en er komt te weinig uit. Niettemin is vergaderen noodzakelijk en, mits goed voorbereid en aangepakt, wel degelijk zinvol. Grofweg heeft vergaderen vier functies:
1 *Samen zijn.* Vergaderingen voorzien in een behoefte om elkaar als collega's weer eens te zien, bij te praten en te merken dat men deel uitmaakt van een groep. Hiermee komen vergaderingen tegemoet aan de derde behoeftecategorie van Maslow, namelijk de mens als sociaal wezen.
2 *Samen weten.* Twee weten meer dan een, vergaderingen als instrument om informatie over te dragen (eenrichtingsverkeer) of uit te wisselen (tweerichtingsverkeer).
3 *Samen werken.* De vergadering als gelegenheid om met alle betrokkenen een probleem te bespreken en op te lossen.
4 *Samen uitvoeren.* Vergaderingen waarin bijvoorbeeld praktijkplannen of actieplannen worden ontwikkeld en vastgelegd.

De voorzitter

Elke vergadering staat of valt met een goede voorbereiding (door alle deelnemers en met name de voorzitter) en een goede leiding door een capabele voorzitter.

Taken en technieken Voordat we ingaan op het voorbereiden van een vergadering door de huisarts als voorzitter, besteden we eerst aandacht aan taken van de voorzitter en technieken die hij daarbij moet beheersen.
1 *Inhoud.* Waar het de inhoud van de vergadering betreft zijn vaardigheden als luisteren, doorvragen en samenvatten wezenlijk. De eigen presentatie van de voorzitter zal kort en zakelijk moeten zijn, helder en neutraal.
2 *Procedure.* Ten aanzien van de vergaderprocedure zal de voorzitter moeten zorgen voor de inleiding van de vergadering. Hij geeft daarbij doel, tijd en werkwijze aan. Vervolgens zal hij elk agendapunt moeten openen met een concrete startvraag. Hij zal de procedure bewaken en de agendapunten en/of de verschillende stadia in de vergadering van elkaar gescheiden houden. Ook tijdsbewaking is een onderdeel van zijn rol. Tot slot ziet hij toe op het gebruik van hulpmiddelen en op het maken en vastleggen van afspraken.
3 *Interactie.* Een andere belangrijke taak van de voorzitter is de zorg voor de interactie tussen de deelnemers onderling, het groepsproces. Zelf zal hij zich ten opzichte van alle deelnemers neutraal moeten opstellen. Verder is het belangrijk dat allen hun steentje bijdragen, ofwel aan bod komen en dat tegengestelde meningen worden gesignaleerd en benoemd.

4 *Emotie.* De voorzitter zal ook alert moeten zijn op de gemoedstoestand van de deelnemers en waar nodig zal hij gevoelens en emoties van anderen reflecteren.

Voorbereiding door de voorzitter De voorbereiding van een vergadering bepaalt het al dan niet welslagen ervan. De twee belangrijkste facetten hierbij zijn de uitnodigingen en de agenda. Het verdient aanbeveling om de deelnemers aan de vergadering tijdig schriftelijk uit te nodigen, zelfs als u op vaste tijden en momenten het werkoverleg hebt. Het geeft in ieder geval aan dat de vergadering een serieuze aangelegenheid is. In de uitnodiging staan in elk geval:
1 datum waarop de vergadering plaatsvindt;
2 plaats waar dat gebeurt;
3 genodigden (eventuele gasten);
4 doel van de bijeenkomst, eventueel met een verwijzing naar de agenda en/of bijlagen;
5 begin- én de eindtijd.

Het opstellen van de agenda omvat doorgaans vier stappen:
1 *Punten verzamelen.* Het kan gaan om ingestuurde agendapunten, punten die zijn blijven liggen naar aanleiding van de rondvraag van een vorige vergadering en/of eigen agendapunten. NB: Voor zover er bij de vergadering een notulist aanwezig is, verdient het aanbeveling om de agendapunten samen met hem of haar voor te bereiden.
2 *Punten uitwerken.* Geef per agendapunt kort de titel aan en voeg daaraan een summiere omschrijving/toelichting toe. Geef het aan als voorbereidend leeswerk nodig is.
3 *Rangschikking agendapunten.* Bepaal welke agendapunten belangrijk zijn en welke minder belangrijk. Pas op voor te veel agendapunten en begin de vergadering bij voorkeur niet met 'moeilijke punten' (bijvoorbeeld 'oud zeer', belangentegenstellingen). Eindig de vergadering ook niet met vervelende punten.
4 *Tijdsbesteding per punt.* Geef aan hoeveel tijd er voor elk agendapunt beschikbaar is. U kunt daarop sturen en ervoor zorgen dat de geplande eindtijd van de vergadering ook daadwerkelijk wordt gehaald.

Uiteindelijk zal de structuur van de agenda en daarmee de opbouw van de vergadering er als volgt uitzien:
Vaste punten:
– opening; welkom; afwezigen;
– mededelingen;
– ingekomen stukken;
– notulen.

Variabele punten:
– de feitelijke agendapunten (zie boven).

Vaste punten:
- afspraken (wie, wat, waar, wanneer, welke wijze);
- rondvraag;
- sluiting.

Drie soorten agendapunten Voor een efficiënte voorbereiding van de vergadering en een vlot en helder verloop ervan, kan het handig zijn om onderscheid te maken tussen gesloten, halfopen en open agendapunten. Iedere soort heeft een eigen karakter en vergt daarom een eigen aanpak. Een *gesloten agendapunt* is een onderwerp dat niet ter discussie staat. Veelal wordt dit soort punten gebruikt in een zogenaamde slechtnieuwsvergadering. De bedoeling is dat de mededeling helder en eenduidig wordt overgebracht en dat de ontvangers ervan de gelegenheid krijgen om stoom af te blazen. Een gesloten agendapunt pakt u als volgt aan:

1 Het (slechte) nieuws *meedelen*. Leid de mededeling kort en 'betrokken' in, breng de boodschap en stop met praten.
2 *Luisteren*, ontvangen en opvangen van de vrijkomende emoties. Vang de klap op, luister actief (met name reflecteren!) en herhaal de boodschap zo nodig.
3 Geef *argumenten*, achtergrondinformatie over het hoe en waarom.
4 *Vang*, zo nodig ook weer per argument, de klap *op*.
5 Probeer eventueel te komen tot een *oplossing*.
6 Maak zo mogelijk *afspraken*.

Een *halfopen agendapunt* staat enigszins ter discussie, bijvoorbeeld een voorstel of plan dat besproken moet worden. De deelnemers aan de vergadering worden uitgenodigd om daarover hun zegje te doen, zonder dat bij wijze van spreken het plan van tafel kan verdwijnen. Veelal zult u zien dat een discussie zal gaan over de voor- en nadelen van zo'n plan. De aanpak van een halfopen agendapunt is als volgt:

- *Leid* het punt kort *in* door onderwerp, doel, beschikbare tijd en procedure te benoemen.
- *Presenteer* het voorstel en geef daarbij ruimte voor inhoudelijke vragen. Vraag om *reacties* en *luister*. Belangrijk bij het inventariseren van reacties is dat u begint met de nadelen die de deelnemers bij het plan zien. Begint u met de voordelen, dan ontstaat weerstand bij degenen die nadelen zien, waardoor zij geen ruimte meer hebben om de voordelen ervan te kunnen zien. Om dit te doen kunt u gebruikmaken van de *tweekolommenmethode*. Zet op een flip-over of bord twee kolommen naast elkaar, een met de titel 'nadelen' of 'tegen' of iets dergelijks en de andere met de titel 'voordelen' of 'voor'. Vul eerst de kolom 'nadelen' in. Wees daarbij concreet, vraag door, noteer de argumenten in de kolom en geef uw eigen mening niet! Doe vervolgens hetzelfde voor de voordelen en beloon afsluitend voor de bijdragen.
Stel vervolgens de *vraag naar suggesties*: hoe kunnen we het plan zó bijstellen dat we tegemoetkomen aan de bezwaren en de voordelen behou-

den? Noteer de suggesties (beloon!), stimuleer iedereen om met suggesties te komen en breng structuur aan.
- Maak concrete *afspraken* over het besluit of compromis.

Bij een *open agendapunt* is in principe vrije discussie over het onderwerp mogelijk en/of gewenst. Veelal gaat het hier om de vraag: wat vinden we hiervan? Een open en uitgebreide uitwisseling van opvattingen en ideeën is dus het doel. De aanpak van een open agendapunt:
1 *Leid* het onderwerp kort *in*, onder vermelding van doel, tijd en procedure. NB: Hier noemt u dus geen eindtijd!
2 *Vraag* open en concreet naar de meningen. Inventariseer eventueel op bord of flip-over.
3 *Inventariseer* de reacties. Zorg dat iedereen aan bod komt, vat samen en noteer. Let u erop, dat er in dit stadium nog geen discussie plaatsvindt! Die volgt later.
4 Breng na afloop van de inventarisatie een *ordening* aan: scheid meningen en argumenten en/of voeg ze samen.
5 Start de *discussie*. Voer de discussie gestructureerd, gericht op een besluit. Sta eventuele persoonlijke aanvallen niet toe.
6 *Besluitvorming*.
7 Rond af met *concrete afspraken*: wie, wat, waar, wanneer en op welke wijze?

2.3.7 Het functioneringsgesprek

In vele organisaties (bedrijfsleven, non-profit) zijn functioneringsgesprekken vervallen tot een rituele dans. Het gesprek ontstijgt nauwelijks het niveau van een koffiepraatje en de meerwaarde is op zijn minst twijfelachtig. In andere gevallen blijkt het functioneringsgesprek een disciplinemaatregel te zijn: als een medewerker niet functioneert komt er een functioneringsgesprek. Het functionerings- en beoordelingsgesprek zijn elkaars synoniemen geworden. Dat is jammer, want een goede systematiek levert een bijdrage op diverse terreinen: u achterhaalt de oorzaak van knelpunten in het functioneren en u kunt samen kijken wat er moet gebeuren om deze weg te nemen. U beïnvloedt de arbeidssatisfactie van uw personeel en uiteindelijk stuurt u op de bedrijfsmatigheid van uw praktijk. Het doelgericht begeleiden van de assistent (en eventuele andere medewerkers in de praktijk) is immers een van de doelen van leidinggeven, waarvan u het resultaat wilt terugzien in de deskundigheid en motivatie van de assistent. Het functionerings- en beoordelingsgesprek zijn instrumenten om deze begeleiding structuur te geven, om zicht te krijgen op de langeretermijneffecten van de dagelijkse leidinggevende activiteiten, en om de resultaten hiervan te beheren en te beheersen. In figuur 2.3 is de Human Resource Management-cyclus (HRM-cyclus) weergegeven. Deze cyclus maakt de plaats en het belang van het functionerings- en beoordelingsgesprek duidelijk.

De HRM-cyclus begint met een vacature. In het proces van werving en selectie bent u op zoek naar een kandidaat voor een functie. Stel, u zoekt een nieuwe assistent voor de praktijk. In dit proces valt een aantal kandidaten af ('exit') en uiteindelijk besluit u om met een van de kandidaten in zee te gaan. Met haar maakt u een aantal afspraken: wat zijn je taken, bevoegdheden en je verantwoordelijkheden (samengevat in de functieomschrijving), wat zijn de werktijden, hoeveel vrije dagen heb je, hoe gaan we daarmee om, zijn er studiefaciliteiten, wat is de hoogte van je salaris, wanneer krijg je een loonsverhoging, enzovoort. Een van de afspraken die u ook maakt gaat over het proces van begeleiden en beoordelen. Als u met de nieuwe assistent afspreekt dat zij in eerste instantie een jaarcontract krijgt, kunt u tevens afspraken maken over de voorwaarden waaronder dit contract verlengd of omgezet wordt in een contract voor onbepaalde tijd (een vaste aanstelling). Aan dit besluit gaat altijd een beoordeling van uw kant vooraf, zelfs als u geen 'officieel' beoordelingsgesprek zou voeren: u beoordeelt of u met haar verder wilt of niet. In de daarop volgende jaren dient de beoordeling weer andere doelen. Hierop komen we later terug. In het beoordelingsgesprek heeft u duidelijk de rol van 'rechter': u spreekt uw oordeel uit.

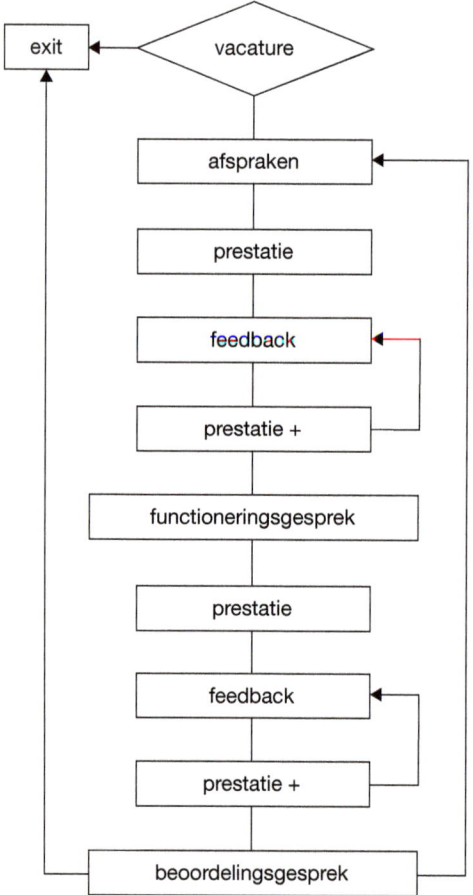

Figuur 2.3
De HRM-cyclus.

Als u niet tevreden bent over het functioneren van uw nieuwe assistent zal u dat uiteraard niet pas tijdens het (jaarlijkse) beoordelingsgesprek moeten melden. Dat zou voor uzelf niet handig zijn, u heeft langere tijd te maken met een disfunctionerende medewerker met alle consequenties van dien. En uw assistent heeft geen kans om zich te herstellen. U dient te voorkomen dat u in het beoordelingsgesprek, als reactie op kritiek van uw kant, te horen krijgt: 'had dat dan eerder gezegd'. U zult de prestatie van uw assistent regelmatig van feedback (terugkoppeling) moeten voorzien, als het niet goed gaat maar ook als het goed gaat. Deze feedback is gericht op het verbeteren van de prestaties op de kortere termijn. Na enige tijd (ongeveer een halfjaar) heeft u wel een beeld opgebouwd over het functioneren van u nieuwe assistent en heeft zij ook haar ideeën over haar werk ontwikkeld. Dan wordt het tijd om de zaak op een rijtje te zetten. Op grond van de ervaringen over de afgelopen periode, bekijken arts en assistent gezamenlijk wat er moet gebeuren om te zorgen dat er uiteindelijk een positieve beoordeling gegeven kan worden. Met dit laatste hebben uiteraard allebei een belang. U heeft dan nog een halfjaar de tijd om te zien of dat wat u verwacht van uw assistent ook daadwerkelijk gerealiseerd wordt.

Het eerste functioneringsgesprek wordt dus ongeveer een halfjaar na het in dienst treden gehouden. Het eerste beoordelingsgesprek zo'n twee maanden vóór het aflopen van de tijdelijke aanstelling. Immers, als u besluit niet met elkaar verder te gaan, moet uw assistent in de gelegenheid zijn om een andere baan te zoeken. Vervolgens kunt u uw beoordelingsgesprekken aan het einde van een kalenderjaar houden en uw functioneringsgesprekken ergens in de zomerperiode. U heeft op deze manier een heldere cyclus.

De inspanning van uw planmatige begeleiding is gericht op het bevorderen van deskundigheid en motivatie. De basis van dit doelgerichte begeleiden is drieledig:
1 Uw leidinggevend handelen is situatiegericht en afgestemd op het niveau van de medewerker.
2 Uw medewerker moet precies weten wat er van haar verwacht wordt (duidelijke taken, bevoegdheden en verantwoordelijkheden).
3 U laat uw assistent weten hoe u over haar prestaties (werk) denkt en stuurt door: feedback op grond van resultaten, voortgangsgesprekken en functioneringsgesprekken.

Op basis van uw inzicht in achtergronden en wijze van functioneren, kunt u uw stijl van leidinggeven verder verfijnen, taken, bevoegdheden en verantwoordelijkheden beter afstemmen op haar ontwikkelingsniveau, en overige 'managementbeslissingen' nemen (aanvullende opleiding en training, toepassing beloningsstructuur, analyse ontwikkelingsmogelijkheden). Een goede en fundamentele begeleiding van uw medewerker zal uiteraard ook ten goede komen van uw wederzijdse werkrelatie en de arbeidssatisfactie.

De *kwaliteit van het functioneringsgesprek* is uiteraard niet los te zien van de dagelijkse stijl van leidinggeven, de kwaliteit van de relatie tussen huisarts en assistent, het gespreksklimaat en de mate waarin betrokkenen hun gespreksvaardigheden beheersen. In feite is het functioneringsgesprek vooral een coachingsinstrument. De stijl en vormgeving van een coachingsinterventie is sterk afhankelijk van degene die gecoacht wordt. Werken met vastgestelde formulieren voor een functioneringsgesprek heeft daarom niet de voorkeur. Het is beter om functioneringsgesprekken zo open mogelijk te houden en tegelijkertijd sterk rekening te houden met de individuele medewerkers. Uiteraard is een dergelijk gesprek lastiger in de hand te houden. Voor iemand met minder ervaring met het voeren van functioneringsgesprekken echter kan een formulier een houvast zijn, voor zowel huisarts als assistent. In de bijlagen is daarom een formulier opgenomen dat als leidraad gebruikt kan worden. Elke praktijk is anders. Pas dit formulier dus aan uw praktijk aan.

Open functioneringsgesprek

De vier fasen in een open functioneringsgesprek zijn de voorbereiding, opening, bespreking van de onderwerpen en afronding.

Voorbereiding Voor het houden van een functioneringsgesprek is een goede voorbereiding door huisarts en assistent absoluut noodzakelijk. Dit betekent dat er minstens een of twee weken van tevoren met de medewerker een *afspraak* voor het gesprek wordt gemaakt, *zodat beide partijen onderwerpen kunnen verzamelen* om zich inhoudelijk op een zo goed mogelijke bespreking voor te bereiden. Bij het maken van de afspraak zal de huisarts, zeker wanneer het functioneringsgesprek relatief nieuw is, nogmaals aandacht aan de bedoeling van het gesprek besteden en de assistent vaak ook suggesties geven hoe deze zich het best kan voorbereiden. De suggesties kunnen natuurlijk meer of minder gedetailleerd zijn. U kunt de assistent in ieder geval vragen om bij haar voorbereiding ook voor zichzelf de balans op te maken van haar functioneren in de afgelopen periode, na te gaan ten aanzien van welke taakaspecten zij tevreden is met haar prestaties en ten aanzien van welke taken of taakaspecten eventuele verbetering nog mogelijk zijn. Ook kunt u haar vragen serieus na te denken over hoe zij de wijze van begeleiden door u ervaart en welke suggesties zij voor verandering heeft (het rendement van voorwerk op dit punt kan duidelijk vergroot worden als u laat blijken hier oprecht in geïnteresseerd te zijn en als u eventueel al specifieke onderwerpen aangeeft waarover u iets wilt horen). Soms wordt voor een meer gedetailleerde aanpak gekozen met voorbereidingsvragen aan de medewerker als:
- Wat zijn je belangrijkste bijdragen voor de totale doelstelling van de praktijk geweest?
- Welke activiteiten heb je jezelf voor de komende periode voorgenomen om je prestaties op specifieke terreinen te verbeteren?
- Welke hulp verwacht je van je leidinggevende bij het realiseren van deze plannen?
- Welke opleidingen zou je willen volgen om kennis en vaardigheden nog verder te vergroten?

Nogmaals, dit zijn voorbeelden die u niet klakkeloos over moet nemen. Sommige vragen zijn bijvoorbeeld in kleinere praktijken niet relevant.

De voorbereiding door de huisarts beperkt zich niet alleen tot inhoudelijke aspecten van het gesprek, u bent ook gespreksleider en draagt de hoofdverantwoordelijkheid voor de vormgeving en het verloop. In uw inhoudelijke voorbereiding:
- maakt u de balans van het functioneren van de betreffende medewerker op;
- gaat u na op welke taakaspecten de assistent goed of naar behoren functioneert en u gaat na op welke onderdelen verbetering mogelijk of nodig is;
- zorgt u voor concrete voorbeelden ter illustratie van het vorige punt;
- werkt u uit hoe u de verbeterpunten het best ter sprake kan brengen en probeert u te analyseren waar het aangrijpingspunt voor beïnvloeding kan liggen: kennis, vaardigheden, motivatie, bijzondere omstandigheden, belemmerende factoren in de werksituatie, te grote werkbelasting of misschien in de eigen wijze van begeleiden. Ook laat u uw gedachten al over mogelijke 'oplossingen' gaan;
- probeert u zo kritisch mogelijk naar uw eigen manier van omgaan met de assistent te kijken en gaat u na wat de eventuele effecten van uw wijze van begeleiden zouden kunnen zijn;
- gaat u na hoe het met de contactuele vaardigheden van de assistent ten opzichte van collega's, patiënten en leveranciers is gesteld.

Het tweede belangrijke voorbereidingsaspect ligt in de vormgeving van het gesprek:
- u bereidt zich ook voor op de gesprekprocedure die u wilt gaan volgen;
- aangezien u ook een extra verantwoordelijkheid voor een goed verloop van het gesprek hebt, gaat u op basis van ervaringen tijdens vorige gesprekken met uw assistent na in hoeverre dit aspect nog speciale aandachtspunten met zich meebrengt.

Daarnaast kunnen zowel huisarts als assistent bij de voorbereiding de functiebeschrijving en de afspraken uit het laatste functioneringsgesprek gebruiken.

U zorgt verder voor een *gespreksruimte*, waarin het gesprek onder vier ogen kan plaatsvinden en de *kans op storingen* van buiten tijdens het gesprek *zo veel mogelijk uitgesloten wordt* – dus ook geen telefoon. Voor wat de zitopstelling betreft is het aan te bevelen om aan tafel in een hoek van negentig graden te gaan zitten. Als u recht tegenover elkaar zit, zit u ook 'tegenover' elkaar. Dit creëert afstand in een gesprek waarin open communicatie juist gewenst is.

Ten slotte zorgt u voor *voldoende tijd*. Veiligheidshalve kunt u van een uur uitgaan. Het is niet de bedoeling het gesprek nodeloos te rekken en als er eventueel meer tijd nodig is, dan kan altijd een tweede afspraak gemaakt worden. Het functioneringsgesprek hoort bij het werk, dus zou gewoon tijdens werktijd gevoerd moeten worden en niet tussen vijf en zes als de laatste patiënt weg is.

In tabel 2.6 vindt u een samenvatting van de voorbereidingsfase.

Tabel 2.6	Samenvatting voorbereidingsfase open functioneringsgesprek
Voorbereiding	
beide partijen	
tijdig afspraken maken	
onderwerpen verzamelen	
hulpmiddelen	
storingvrije ruimte	
voldoende tijd	

Opening Bij de opening van het functioneringsgesprek zult u, zeker wanneer het instrument relatief nieuw is, nogmaals de *bedoeling van het gesprek* aangeven. Vervolgens kunt u de *werkwijze* schetsen die u zich voorstelt. Door het aangeven van de te volgen procedure en iets te zeggen over de sfeer en de mate van openheid, kunt u de kans op een succesvol verloop vergroten. Het is voor beide partijen van belang te weten wat er ongeveer aan bod zal komen; duidelijkheid hieromtrent door *het inventariseren van de te bespreken onderwerpen* komt het gesprek ten goede. Er wordt gezamenlijk een soort agenda opgesteld. Houd echter rekening met de mogelijkheid dat er soms nog extra onderwerpen tijdens het gesprek zelf naar voren kunnen komen. Sluit die mogelijkheid ook niet uit, denk in dit verband bijvoorbeeld aan een assistent die de kat liever eerst uit de boom kijkt.

> **Voorbeeld gespreksopening functioneringsgesprek**
> 'Goed Anja, we gaan nu ons jaarlijkse functioneringsgesprek houden. Ik zal nog eens vertellen wat het doel hiervan is en hoe we dit gesprek voeren. In dit gesprek kijken we naar jouw functioneren van de afgelopen periode. Niet om je te beoordelen of je een cijfer te geven. Ik wil graag samen met jou kijken naar de zaken die goed lopen en de zaken die voor verbetering vatbaar zijn. Op deze manier kunnen we plannen voor de toekomst maken. Ik wil dus ook stilstaan bij mijn rol. Is dat duidelijk? We kijken straks eerst welke onderwerpen we gaan bespreken en dan maken we een volgorde. Ik heb je vorige week gevraagd je op dit gesprek voor te bereiden. Welke onderwerpen wil jij bespreken?'

Zelfs in bedrijven waar gedetailleerde taakomschrijvingen bestaan, wordt deze werkwijze (eerst bespreken wat we zelf het meest belangrijk vinden en daarna kijken naar de rest) gevolgd. Het van boven tot onder afwerken van de lijst met taakaspecten zou immers de kans vergroten dat het gesprek te veel op een beoordelingsgesprek gaat lijken.

Uiteindelijk wordt gezamenlijk de *volgorde bepaald* waarin de onderwerpen besproken gaan worden. De eerste categorie onderwerpen is vaak het terugkomen op afspraken uit het vorige functioneringsgesprek. Ten aanzien van de overige onderwerpen is het strategisch gezien nuttig om de wensen van de assistent ten aanzien van de volgorde te volgen. Starten met voor haar belangrijke punten, zoals vragen met betrekking tot het eigen werk, zal haar betrokkenheid bij het gesprek waarschijnlijk vergroten, met name wanneer de behandeling zorgvuldig verloopt. Ook wanneer de assistent in deze fase elementen over de wijze van begeleiden door u naar voren heeft gebracht, is het aan te bevelen hiermee te beginnen. Wanneer het u lukt zich bij de behandeling open en niet defensief op te stellen, vergroot u de kans dat de assistent later in het gesprek ook zonder terughoudendheid over haar eigen functioneren zal gaan praten. In tabel 2.7 vindt u een samenvatting van de voorbereidings- en openingsfase.

Tabel 2.7	Samenvatting voorbereidings- en openingsfase open functioneringsgesprek.
Voorbereiding	*Opening*
beide partijen	bedoeling aangeven
tijdig afspraken maken	werkwijze aangeven
onderwerpen verzamelen	onderwerpen inventariseren
hulpmiddelen	volgorde bepalen
storingvrije ruimte	
voldoende tijd	

Bespreking van de onderwerpen De kern van het functioneringsgesprek is het analyseren en bespreken van de onderwerpen. Over de volgorde wordt geen sluitend advies gegeven, daarvoor verschillen functioneringsgesprekken onderling te veel van elkaar. Vaak zal gestart worden met terugkomen op gemaakte *afspraken uit het vorige functioneringsgesprek* en de rest van de volgorde wordt grotendeels bepaald door de voorkeur van de medewerker. U zorgt er in ieder geval voor dat in het gesprek *zaken die goed gelopen zijn* aan de orde komen en spreekt waardering daarover uit. Daarnaast zet u ook onderwerpen op de agenda over het functioneren van de medewerker die *voor verbete-*

ring vatbaar zijn. Bij deze laatste onderwerpen zullen u en uw medewerker samen analyseren waar de belemmeringen liggen, nagaan welke aanpak voor verbetering voor beiden acceptabel en haalbaar is, en afspraken voor de toekomstige periode zo concreet mogelijk formuleren. Hoe moeilijk het voor beide partijen soms ook te bespreken is, de leidinggevende streeft ernaar ook adviezen te verkrijgen ten aanzien van zijn *wijze van begeleiden*. Overige onderwerpen die regelmatig de agenda van het functioneringsgesprek sieren zijn: overige elementen uit de functiebeschrijving, de sfeer en de samenwerking met collega's.

Afspraken uit het vorige functioneringsgesprek. Arts en medewerker geven beiden hun visie in hoeverre de daar geformuleerde voornemens tot verbetering in de afgelopen periode gehaald zijn of niet. Afhankelijk hiervan zijn natuurlijk allerlei uitkomsten mogelijk:
- uitspreken van waardering, wanneer de afspraak daadwerkelijk tot verbetering heeft geleid;
- de afspraak op dezelfde wijze voor de komende periode laten staan, omdat het wel aan de beterende hand is, maar nog steeds een aandachtspunt blijft;
- de afspraak aanpassen, omdat er blijkbaar een andere strategie gevolgd moet worden om tot verbetering te komen.

Als blijkt dat een afspraak niet gehaald gaat worden, is dit overigens vaak veel eerder duidelijk dan bij de jaarlijkse ronde functioneringsgesprekken. Het is dan verstandig om zo snel mogelijk in te grijpen en bij te sturen. Het functioneringsgesprek is een soort overzichtsgesprek. Als meerdere afspraken in de loop van het jaar zijn bijgesteld, is dit eerder een onderwerp om te bespreken: er worden kennelijk afspraken gemaakt die niet nagekomen/gehaald worden. Wat is hiervan de oorzaak?

Zaken die goed lopen. U spreekt uw waardering uit. Dit werkt het best wanneer u zich niet tot algemeenheden beperkt, maar zo concreet mogelijk aangeeft welk *gedrag* in welke soort situaties u zo heeft aangesproken. In theorie weet iedereen dat het nodig is medewerkers een schouderklop te geven, in de praktijk is vaak het grote verwijt van medewerkers dat je de leidinggevende alleen maar hoort wanneer je iets fout hebt gedaan. Naast het complimenteren kunt u aandacht besteden aan de vraag hoe ook anderen in de praktijk van deze deskundigheid van de medewerker zouden kunnen profiteren.

Zaken die voor verbetering vatbaar zijn. Het kan soms knap lastig zijn om te bespreken wat beter kan in het functioneren van de medewerker. De opgave is om niet te verzanden in gekibbel over het verleden, maar op basis van inzichten en ervaringen te proberen tot werkbare afspraken te komen voor verbetering in de komende periode. Toch wilt u dat na dit gesprek in ieder geval een begin gemaakt wordt met een andere manier van werken. Door een vaste gespreksstructuur te hanteren heeft u een goed houvast en kunt u zich volledig op de inhoudelijke behandeling richten. U kunt gebruikmaken van de *4A-procedure*: *a*angeven, *a*nalyseren, *a*anpakken onderwerp en *a*fspraken maken.

Bij het *aangeven van het onderwerp* bestaat het risico dat u te aanvallend of bedreigend het onderwerp naar voren brengt. U zou daarmee uw doel ernstig voorbijschieten, omdat het de kans op medewerking van de ander verkleint. Immers, kritiek leidt vaak tot defensief gedrag: alle energie gaat in de verdediging van het gevoel van eigenwaarde zitten. Dit effect staat op gespannen voet met de bedoelingen van het functioneringsgesprek. Kritiek en problemen oplossen gaan doorgaans niet samen, terwijl de bereidheid tot meedenken bij een functioneringsgesprek nu juist een vereiste is. Er zijn drie technieken om het te bespreken onderwerp zo weinig mogelijk bedreigend te brengen:

– *Ontpersoonlijken*. U formuleert het onderwerp niet in termen van persoonseigenschappen, omdat dat pogingen tot verandering ontmoedigt. Dus niet: Anja, je bent een enorme sloddervos. Daar moeten we het in dit functioneringsgesprek maar eens over hebben. Maar: Anja, ik wil het in dit functioneringsgesprek met je hebben over de manier waarop je de balie aan het eind van de werkdag achterlaat. Het is bijna nooit nodig om een probleem in termen van persoonseigenschappen of een karaktertrek te formuleren, integendeel, vanwege de averechtse werking kan het als een regelrechte valkuil gezien worden. Wanneer het om een houdingsprobleem gaat dat u echt als zodanig aan de orde wilt stellen, zult u het aspect van de houding wel noemen maar altijd gekoppeld aan de andere twee technieken.
– *Concretiseren*. U probeert precies aan te geven wat de aard is van het ontbrekende (gewenste) gedrag en het aanwezige (ongewenste) gedrag. Daarnaast geeft u aan in welke situaties het gewenste gedrag ontbreekt of het ongewenste gedrag naar voren komt. Dus niet: Anja, je bent een enorme sloddervos. Daar moeten we het in dit functioneringsgesprek maar eens over hebben. Je laat alsmaar overal van alles slingeren. Maar: Anja, ik wil het in dit functioneringsgesprek met je hebben over de manier waarop je de balie aan het eind van de werkdag achterlaat. Vaak liggen er nog brieven op de balie en regelmatig vergeet je het antwoordapparaat aan te zetten. U ziet dat concretiseren zelfs 'tussen neus en lippen' door kan gaan.
– *Positiveren*. U kunt de aandacht vestigen op het *ongewenste* gedrag, maar u kunt beter het *gewenste* gedrag tot gespreksonderwerp maken. Dus niet: Anja, je bent een enorme sloddervos. Daar moeten we het in dit functioneringsgesprek maar eens over hebben. Je laat alsmaar overal van alles slingeren. Je maakt er zo'n bende van. Maar: Anja, ik wil het in dit functioneringsgesprek met je hebben over de manier waarop je de balie aan het eind van de werkdag achterlaat. Vaak liggen er nog brieven op de balie en regelmatig vergeet je het antwoordapparaat aan te zetten. Ik wil dat je zorgvuldiger gaat werken.

Bij het merendeel van de onderwerpen heeft u voor de formulering voldoende aan het *concretiseren* en *positiveren*. U zorgt ervoor dat u een aantal concrete voorbeelden paraat heeft en geeft het belang van het bespreken ervan aan.

Het belangrijkste doel bij het *analyseren van het onderwerp* is streven naar volledige beeldvorming: er kan informatie naar voren komen waarmee in de volgende fase terdege rekening moet worden gehouden. Daarnaast is het niet ondenkbaar dat u in een aantal gevallen tevens activiteiten moet ondernemen om de bereidheid van de medewerker om het probleem te onderkennen (serieus te nemen) te vergroten. Zolang de assistent niet wil onderkennen dat er sprake is van een ongewenste situatie, is haar bereidheid tot meedenken in de volgende fase natuurlijk uiterst gering. Voor een volledige beeldvorming heeft u de volgende hulpmiddelen:
- U checkt of u het probleem juist heeft geformuleerd. In een aantal gevallen zal de reactie van uw medewerker extra informatie opleveren.
- U gaat samen met uw assistent op zoek naar mogelijke oorzaken; daar ligt vaak het aangrijpingspunt voor beïnvloeding (kennis, vaardigheden, motivatie, werkbelasting, belemmeringen in de organisatie, soort begeleiding, bijzondere omstandigheden).
- In het merendeel van dit type gesprekken is er in deze fase veel informatie bij de medewerker te halen. Goede gesprekstechnieken (open vragen, doorvragen, aanmoedigen en samenvatten) zijn van groot belang.
- Vreemd genoeg wordt het serieus proberen informatie te achterhalen bij de medewerker regelmatig overgeslagen. Leidinggevenden geven het onderwerp aan en schieten nog wel eens door naar het aanbieden van oplossingen, die vervolgens in de lucht blijven hangen omdat ze op onvoldoende informatie gebaseerd zijn (assistenten hebben vaak de klacht dat hun arts niet kan luisteren).

Het functioneringsgesprek wint enorm aan effectiviteit als de medewerker er ook van overtuigd is dat er sprake is van een gewenste verbetering van de situatie. Ook hiervoor staan u enkele hulpmiddelen ter beschikking:
- U kan het belang van het onderwerp nogmaals aangeven en checken hoe de medewerker ertegen aankijkt.
- U laat zich niet met een kluitje in het riet sturen. Soms heeft de medewerker een uitleg voor een van de voorbeelden die de leidinggevende aan het begin heeft genoemd. U switcht naar de rode draad: Dat voorbeeld was dan misschien niet zo geschikt, maar ik heb toch de indruk dat je veel minder plezier in je werk hebt dan twee jaar geleden.
- U accepteert niet dat de medewerker het probleem *slechts* bij andere collega's of externe factoren legt.
- U kunt in laatste instantie zelfs confronterend optreden: Ik merk dat je niet bereid bent dit onderwerp serieus te nemen, hoe zit dat?, en de medewerker eventueel wijzen op consequenties van deze houding. Aangezien het confronteren de relatie doorgaans niet bevordert en de medewerking van de medewerker in de volgende fase wel vereist is, zal de leidinggevende spaarzaam met dit middel omgaan. De leidinggevende kan uiteindelijk de opgebouwde druk verminderen door terug te grijpen op de be-

doeling van het gesprek: Het is niet de bedoeling om een beschuldigende vinger te heffen maar er samen uit proberen te komen, dat kan alleen wanneer ook jij dit onderwerp wel serieus neemt.

Heeft uw aanpak niet het gewenste effect, dan moet u het functioneringsgesprek wellicht beëindigen en overgaan naar een andere gespreksvorm: het correctiegesprek. Geef het echter niet te snel op!

Bij het *aanpakken van het onderwerp* gaat u mét uw assistent op zoek naar een oplossing die voor beiden acceptabel is. Dit gemeenschappelijke draagvlak maakt de kans groter dat de oplossing in de praktijk ook daadwerkelijk uitgevoerd wordt. Onderliggend idee bij de procedure in deze fase is de wet van Maier: $E = K \times A$ (Effect = Kwaliteit $\times$ Acceptatie). Of: de effectiviteit van een genomen besluit is het product van de inhoudelijke kwaliteit van het besluit en van de mate waarin degene, die het besluit moet uitvoeren, dat besluit ook accepteert. U kunt wel een fantastische oplossing voor een bepaald probleem bedenken, maar als degene die deze oplossing moet uitvoeren deze niet accepteert, als het draagvlak ontbreekt, dan is de kans klein dat de oplossing ook daadwerkelijk wordt uitgevoerd. Vaak kan je dus beter genoegen nemen met een wat minder mooie oplossing mét draagvlak, dan met een briljante oplossing zónder.

U opent het aanpakken van het onderwerp door het onderwerp *samen te vatten*. De eerdere gezamenlijke analyse van het probleem maakt de samenvatting doorgaans completer/specifieker dan bij het aangeven van het probleem mogelijk was. Aangezien een oplossing die de assistent zelf aanvoert – en door haar dus positief ervaren wordt – een grotere kans van slagen maakt dan een oplossing die 'van boven af' opgelegd wordt (wet van Maier), kunt u het best om een *oplossing vragen*. Dit betekent echter niet dat u maar moet hopen dat uw gesprekspartner met iets komt waar u ook achter kan staan. U doet er verstandig aan de speelruimte aan te geven waarbinnen de oplossingen gevonden dienen te worden. Wanneer er in de analyse meerdere problemen (of meerdere aspecten van hetzelfde probleem) naar voren zijn gekomen, structureert u het gesprek en zullen de resterende onderdelen per deelprobleem doorlopen worden. Met andere woorden: u deelt het (samengestelde) probleem op in 'hapklare brokken'. De grootste valkuil hierbij is dat u uw eigen behoefte om met oplossingen te komen niet kunt onderdrukken.

U bewaakt de kwaliteit van de door uw assistent naar voren gebrachte oplossingen door de *haalbaarheid* ervan te *checken*. Dit doet u door de naar voren gebrachte oplossingen naast de praktijkbelangen te leggen. Wanneer een oplossing in uw ogen niet haalbaar of niet afdoende is, legt u uit waarom dat het geval is. Vervolgens vraagt u naar een nieuwe of aangepaste oplossing. Deze cyclus 'oplossingen vragen – haalbaarheid checken' kan dus enkele malen terugkomen, waarbij u serieus geïnteresseerd bent in de oplossingen die naar voren gebracht worden. Het is niet de bedoeling dat u er een truc van maakt en net zolang oplossingen van de medewerker bekritiseert tot deze uiteindelijk de oplossing naar voren brengt die u al in uw hoofd had. Dit werkt uiteraard averechts op acceptatie en relatie. U *biedt* slechts *oplossingen* als de medewerker er zelf niet uit komt. U besteedt dan aparte aandacht aan de acceptatiekant. Ook bij deze fase werpt een goede voorbereiding haar vruchten af. U heeft in uw voorbereiding al kunnen nadenken over de oplossingen voor de door u vermoede problemen die in uw ogen wel of niet acceptabel zijn.

Er zijn echter ook onderwerpen, vaak zwaarder of complexer van aard, waarbij de gesprekspartners niet meer aan de uitwerking van deze aanpakfase toekomen. Bij dit type onderwerpen – bijvoorbeeld angst, gespannenheid, er bij andere medewerkers totaal uitliggen – zal de bespreking zich voornamelijk tot het achterhalen van zo veel mogelijk relevante informatie beperken (analyseren). In de fase van het aanpakken vindt slechts een terreinverkenning plaats: mogelijke oplossingen worden 'uittestend' naar voren gebracht, definitieve keuzes worden echter niet gemaakt. Aangezien over de aanpak – en de eventuele rol die anderen daarin spelen – verder nagedacht dient te worden, vindt op dit soort onderwerpen vaak een vervolgafspraak plaats. Als u, of uw medewerker, meer tijd nodig heeft, aarzel dan niet om deze te nemen.

De laatste fase van de 4A-procedure is gericht op zo concreet mogelijke *afspraken maken*, controlemomenten vaststellen en afspraken op papier zetten. Voor een groot aantal onderwerpen die met behulp van de 4A-procedure bij de kop genomen worden, zal gelden dat er tijdens het gesprek wel gesproken kan worden over *typen* oplossingen en de haalbaarheid daarvan, maar dat de daadwerkelijke aanpak in de periode na het gesprek zal liggen. Daarom is het maken van afspraken iets dat niet veronachtzaamd moet worden. Een *goede* afspraak is niet alleen goed als deze inhoudelijk in orde is, maar als deze ook aan de volgende criteria voldoet:
– Specifiek (Wie doet wat, wanneer en hoe?);
– Meetbaar (Hoe weet je of het gewenste resultaat bereikt is);
– Acceptabel (Ben je bereid je ervoor in te zetten?);
– Realistisch (Denk je dat het in praktijk te brengen is?);
– Tijdgebonden (Wanneer zien we elkaar weer om te kijken wat ervan is terechtgekomen?).

Houd bij het maken van afspraken dus in de gaten wat u en wat uw medewerker zal doen. Bespreek, indien van toepassing, tevens of en hoe anderen (patiënten, collega's) het best op de hoogte gesteld kunnen worden.

Wanneer medewerkers open en eerlijk durven te zijn over de *wijze van begeleiden door de leidinggevende*, kan het functioneringsgesprek een belangrijk instrument zijn voor een leidinggevende om informatie over zijn begeleidingswijze te verkrijgen en, indien nodig, daar wijzigingen in aan te brengen. Voor de huisarts liggen hierbij *twee opgaven*. Allereerst dient de medewerker als het ware over de drempel gehaald te worden. Dit proces kan al tijdens de voorbereiding gestart worden. Ook in het gesprek zelf zijn echter nog voldoende mogelijkheden. Kern is telkens dat de huisarts zo uitnodigend mogelijk probeert te zijn – niemand begeleidt immers naar volle honderd procent tevredenheid – en overschakelt naar specifieke thema's wanneer algemene vragen tot onvoldoende resultaat leiden. De tweede opgave komt om de hoek wanneer uw medewerker op de uitnodiging ingaat en inderdaad aspecten naar voren brengt die wat haar betreft in de wijze van begeleiden verbeterd zouden kunnen worden. Van cruciaal belang, ook ten behoeve van het effectief bespreken van deze vraag in de toekomst, is nu de wijze waarop de leidinggevende hierop reageert. De 4A-procedure kan een plezierig hulpmiddel zijn. Procedurehouvast is hier immers nog extra belangrijk, omdat de leidinggevende behalve gespreksleider ook nog gespreksonderwerp is. In de beginfasen (*aangeven en analyseren*) probeert de huisarts zo goed mogelijk te luisteren en door te vragen naar wat de assistent precies bedoelt en over welk soort situaties zij spreekt. De huisarts probeert allerlei vormen van eigen defensief gedrag (ontkennen, bagatelliseren, tegenaanval openen) te vermijden. Wel kan het van belang zijn de medewerker achtergrondinformatie te geven over hoe u het onderwerp zelf beleeft, nadat de visie van haar helder over tafel gekomen is. Bij het *aanpakken* van het probleem zijn er meerdere mogelijkheden. Wanneer de gewenste verandering door de huisarts in beraad gehouden wordt, bijvoorbeeld omdat hij het onderwerp eerst in breder verband wil bekijken of bespreken, of wanneer hij met goede redenen aangeeft waarom hij op dit punt niet gaat veranderen, is het van groot belang na te gaan in hoeverre de medewerker dit ook kan accepteren.

Een van de uitdagingen van het functioneringsgesprek is het profiteren van dit onderwerp. Een zorgvuldige bespreking kan tot een verbetering in de kwaliteit van het leidinggeven leiden en brengt tegelijkertijd vaak een verbetering in de kwaliteit van de relatie huisarts/assistent met zich mee. Te vaak echter komen er bij de bespreking van dit onderwerp geen zaken naar voren óf beperkt de bespreking zich tot algemeenheden.

Ga uiteindelijk na in hoeverre nog aandacht besteed moet worden aan overige elementen uit de functiebeschrijving of aan onderwerpen in de sfeer van de samenwerking met collega's of eventuele loopbaanaspecten. In tabel 2.8 vindt u een samenvatting van de eerste drie fasen van het open functioneringsgesprek.

Afronding In de afronding van het functioneringsgesprek worden de gemaakte afspraken nog eens op een rij gezet en eventueel al op het gespreksformulier verwerkt. Daarbij wordt tevens nagegaan welke elementen van die afspraken tussen u en uw medewerker blijven en van welke elementen op een of andere wijze iets naar buiten gebracht dient te worden. Als u net begonnen bent met het voeren van functioneringsgesprekken, is het aan te bevelen om kort terug te kijken op de manier waarop het gesprek gelopen en ervaren is. Het is een complex gesprek; profiteer ten behoeve van een eventuele aanscherping van uw gespreksvoering van de ervaringen van de ander.

In tabel 2.9 vindt u een samenvatting van de vier fasen van het open functioneringsgesprek.

Tabel 2.8	Samenvatting eerste drie fasen open functioneringsgesprek.		
Voorbereiding	Opening	Bespreking van de onderwerpen	
beide partijen	bedoeling aangeven	afspraken vorig functioneringsgesprek	
tijdig afspraken maken	werkwijze aangeven	zaken die goed lopen	
onderwerpen verzamelen	onderwerpen inventariseren	zaken die verbetering behoeven	
hulpmiddelen	volgorde bepalen	wijze van begeleiden door de leidinggevende	
storingvrije ruimte		restpost (rest functiebeschrijving, samenwerking met collega's)	
voldoende tijd			

Tabel 2.9	Samenvatting vier fasen open functioneringsgesprek.			
Voorbereiding	Opening	Bespreking van de onderwerpen	Afronding
beide partijen	bedoeling aangeven	afspraken vorig functioneringsgesprek	afspraken samenvatten
tijdig afspraken maken	werkwijze aangeven	zaken die goed lopen	terugkijken
onderwerpen verzamelen	onderwerpen inventariseren	zaken die verbetering behoeven	
hulpmiddelen	volgorde bepalen	wijze van begeleiden door de leidinggevende	
storingvrije ruimte		restpost (rest functiebeschrijving, samenwerking met collega's)	
voldoende tijd			

2.3.8 Het beoordelingsgesprek

Iedereen is permanent bezig met beoordelen. Dit is een belangrijke activiteit, onder meer om keuzes te kunnen maken of om tot beslissingen te kunnen komen. U past een nieuw kostuum en beoordeelt de kwaliteit en kleur van de stof, u kijkt hoe die valt en of het uw smaak is. U luistert naar een opera en beoordeelt de kwaliteit van de opname, de sopraan en de tenor. Iedereen hanteert bij het oordelen een eigen norm, iedereen heeft een eigen, soms intuïtief, gevoel voor wat goed is en wat niet. Om de (intuïtief) aanwezige norm te verduidelijken, expliciet te maken, en daarmee door te kunnen geven aan alle huidige (en toekomstige) leden van de praktijk (organisatie), is een instrument als beoordelen onmisbaar. Het levert allereerst systematische en gestandaardiseerde informatie over het functioneren van uw personeel. Een tweede aspect is de terugkoppeling naar de andere instrumenten: het beoordelen kan fungeren als graadmeter voor de effectiviteit van de selectie, opleidingen enzovoort. Ten slotte mag ook het motiverende effect van een beoordeling niet worden vergeten. Iedereen wil immers weten hoe hij het doet en beoordelen bevredigt die behoefte.

Personeelsbeoordeling

Personeelsbeoordeling is een instrument dat bedoeld is om de individuele werkprestatie te meten. Door middel van het systeem stelt men het (werk)gedrag vast, waarna een waardering volgt en de consequenties zichtbaar worden gemaakt. Het beoordelingsgesprek maakt deel uit van de HRM-cyclus (zie § 2.3.7 en fig. 2.3) en moet dus een sterke relatie met het functioneringsgesprek en de dagelijkse stijl van leidinggeven hebben. Daarnaast moet het ook passen in de cultuur van uw praktijk. Een beoordelingssystematiek kan niet zonder het systeem van functioneringsgesprekken, terwijl het houden van functioneringsgesprekken wel zonder beoordelingsgesprekken kan. Voor een goed personeelsbeleid verdient het echter aanbeveling beide gesprekken regelmatig te voeren. Daarnaast stelt de CAO dat een beoordelingsgesprek gevoerd dient te worden.

Het op elkaar aansluiten van functionerings- en beoordelingsgesprekken heeft consequenties voor de aanpak. In beide gesprekken moet naar dezelfde aspecten van het functioneren gekeken worden. In tabel 2.10 zijn de overeenkomsten en verschillen tussen deze twee instrumenten weergegeven.

Aangezien beoordelingsgesprekken toch een wat 'steviger' personeelsinstrument zijn, moet de wijze waarop u ze invoert en uitvoert wel passen in de cultuur van de praktijk. In drie gevallen is het zeker van belang dat een beoordelingsgesprek gevoerd wordt: aan het eind van de proeftijd, aan het eind van de tijdelijke aanstelling, en voorafgaand aan de beslissing over de periodieke salarisverhoging. U ziet hier duidelijk dat de beoordeling een middel is om tot een ander besluit te komen.

Een beoordelingssysteem onderscheidt zich niet alleen door het formele karakter van de normale dagelijkse beoordeling, maar wat belangrijker is: de observaties, aandachtspunten zijn systematisch en gestandaardiseerd, en zijn daarom ook – in theorie – vrij van persoonlijke waardeoordelen die snel het karakter van vooroordeel dragen. Dat wil zeggen: in de systematiek van beoordelingsgesprek moet er sprake zijn van een norm en deze norm moet bij de betrokkenen bekend zijn. Dit is het blokje 'afspraken' uit de HRM-cyclus. Bovendien biedt het beoordelen als systeem de mogelijkheid om –

naast de meer dagelijkse aspecten – de aandacht te richten op langetermijndoelen die niet zo gemakkelijk in het dagelijkse contact worden aangestipt.

Het belang van het beoordelen voor uw praktijk als organisatie is verbonden aan de doelen die u voor het beoordelingssysteem stelt. Het beoordelingssysteem kan een ondersteuning zijn voor het dagelijks management of het beoordelingssysteem kan op termijn bijdragen tot een verhoging van de kwaliteit van uw personeel. Voor de medewerkers zijn de belangen wat beperkter, zij zijn immers de ontvangende kant. Slechts op het punt van werkafspraken is er iets te halen: de huisarts legt zijn oordeel ook vast, zwart op wit. Het betekent dat er duidelijkheid wordt geschapen met de afspraken die in de beoordelingsronde worden gemaakt. Een minder direct en tastbaar, maar belangrijk motiverend belang zit voor de beoordeelde in de erkenning die wordt uitgesproken over haar functioneren.

Beoordelingsdoelen

De doelen die een praktijk stelt voor een beoordelingssysteem zijn bepalend voor het uiterlijk van een beoordelingssysteem. In eerste instantie zijn er drie (abstracte) doelen te onderscheiden: beheers-, ontwikkelings- en motivatiedoelen. De *beheersdoelen* vormen de basis voor het personeelsbeheer. De gegevens die op grond van deze doelen uit het beoordelen verkregen worden, zijn bedoeld ter ondersteuning van planning en controle van het personeelsbeleid. Concreet houdt dit in dat de beheersdoelen een uitgangspunt zijn voor de personeelsplanning (werving, opvolging en promotie) en de (salaris)kosten die aan het personeelsbestand verbonden zijn. Kort gezegd geven de beheersdoelen grip op de consequenties van het personeelsbeleid voor de praktijk. *Ontwikkelingsdoelen* zijn zowel gericht op de praktijk als op de medewerkers. Het aangrijpingspunt is de ontwikkeling van het personeel, waarvan de effecten duidelijk zichtbaar zijn voor de organisatie: vergroten en onderhouden van kennis. De beoordeling kan dan de input leveren voor bijvoorbeeld aanpassingen van takenpakketten. *Motivatiedoelen* zijn primair gericht op de assistenten. Ze zijn te bereiken door het wegnemen van belemmeringen en het stimuleren van de assistent om zich in te zetten en te ontwikkelen. Het motiverende effect van het beoordelingsmoment moet gezocht worden in de aandacht die de medewerker krijgt, informatie over haar functioneren (feedback) en de ruimte die er geboden wordt om onderwerpen aan te kaarten die niet in de wandelgangen 'even' worden besproken.

Beoordelen en leidinggeven

Het beoordelingsgesprek is een van de managementinstrumenten ('tools') die u als leidinggevende tot uw beschikking heeft. Het beoordelen is een ondersteuning voor het beheersen, ontwikkelen en motiveren van medewerkers in een organisatie. De medewerker die fair wordt beoordeeld krijgt daardoor inzicht in haar eigen functioneren en de mening van de leiding daarover. Hierdoor is een medewerker sneller tevreden met haar werk. Het is een belangrijke motivator. Voor de huisarts is een tevreden medewerker een doel op zich. Daarnaast zijn er specifiek voor de huisarts een paar andere voordelen: u verkrijgt informatie over uw medewerker die gebruikt kan worden voor het afstemmen van het personeelsbeleid (werving, selectie, opleiding, loopbaanbegeleiding) en het financieel beleid (kostenraming en budgettering van salarissen, werving, selectie).

Oordeel vormen

Voordat u kunt beoordelen is het verstandig na te gaan welke gezichtspunten te gebruiken zijn. Waarop kan een oordeel gebaseerd worden dat een basis is voor verbetering? Voor de keuze wat te beoordelen zijn er vier mogelijkheden:
1 persoonlijkheidskenmerken;
2 kennis en vaardigheden;
3 werkgedrag;
4 resultaten.

ad 1 Persoonlijkheidskenmerken Persoonlijkheidskenmerken zijn de stabiele eigenschappen van een persoon: stabiel over tijd en omstandigheden. Dat wil zeggen dat de persoon gedrag vertoont dat steeds herkenbaar blijft in meerdere situaties en over langere tijd. Persoonlijkheidskenmerken worden ontwikkeld in de jeugd en blijven dan doorgaans lang onveranderd. Het woord karakter (alle persoonlijkheidskenmerken bij elkaar) geeft al aan dat het typerende kenmerken zijn. En van karaktertrekken is het bij de meeste personen aan te nemen dat die niet zomaar veranderen. Als criterium in een beoordelingssysteem zijn ze niet bruikbaar. Als we kijken naar de eigenschappen van persoonlijkheidskenmerken of karaktertrekken wordt duidelijk waarom. Een belangrijke reden is de stabiliteit over tijd. Wanneer een eigenschap van een persoon aangepast zou moeten worden aan de wensen van de huisarts of de praktijk, is daar bijzonder veel moeite voor nodig. Kortom, persoonlijkheidskenmerken zijn niet geschikt als beoordelingscriteria, omdat het benoemen van persoonlijkheidskenmerken in objectieve termen haast onmogelijk is en omdat persoonlijkheidskenmerken te stabiel zijn om eenvoudig te veranderen. Het gebruik van persoonlijkheidskenmerken levert voor beoordelingsgesprekken geen vruchtbare resultaten op. Bovendien is het niet goed over te brengen aan de medewerker omdat het zo moeilijk meetbaar is.

ad 2 Kennis en vaardigheden Kennis en vaardigheden zijn als criterium te gebruiken als alleen gekeken wordt naar de objectiviteit. Kennis en vaardigheden zijn uitstekend te benoemen, te meten en een voorwaarde voor het kunnen functioneren. Als zodanig is het criterium kennis en vaardigheden beter bruikbaar in een selectieprocedure of potentieelbeoordeling. In een werkomgeving waar de functie-eisen gelijk blijven, is het niet zinnig om herhaald te kijken of de kennis en vaardigheden er nog zijn. Als bekend is dat iemand kan zwemmen, hoeft dat maar een keer gezien te zijn. Wanneer de omstandigheden zich wijzigen zal de medewerker echter mee moeten groeien en die groei moet steeds gecontroleerd worden met behulp van beoordelingen.

ad 3 Werkgedrag Het werkgedrag is als criterium voor het functioneren het meest geschikt. Werkgedrag is veranderbaar en concreet te formuleren. Een belangrijk aspect is ook dat werkgedrag – meer dan resultaten – iets zegt over het functioneren van de beoordeelde en niet van haar omgeving. Werkgedrag kan als beoordelingscriterium een breed gebied beslaan: van omgang met collega's tot het juist hanteren van bepaalde procedures en voorschriften. U kunt denken aan:
– kennisniveau;
– zelfstandigheid;
– inzet en verantwoordelijkheidsgevoel;
– organisatie van het eigen werk;
– houding ten opzichte van de werkgever;
– houding ten opzichte van collega's;
– houding ten opzichte van patiënten;
– houding ten opzichte van derden;
– bereidheid tot overleg;
– leiding aanvaarden/leiding geven;
– mondelinge uitdrukkingsvaardigheid;
– schriftelijke uitdrukkingsvaardigheid;
– kwaliteit van het werk;
– kwantiteit van het werk.

Op elk van deze punten wordt een oordeel uitgesproken. Dit oordeel kan variëren tussen bijvoorbeeld slecht, onvoldoende, voldoende, goed en uitstekend. We zien hier het belang van de aanwezigheid van een norm. Als u niet tijdens de voorbereiding of het gesprek zelf in moeilijkheden wilt komen, moet u dus vooraf afspraken maken over uw verwachting van de assistent. U moet de norm duidelijk maken in gedragstermen. Het is anders niet helder wanneer zij een 'voldoende' of een 'goed' verdient. Het is van belang dat u uw verwachtingen voldoende concreet omschrijft en dat het tegelijkertijd niet toch als een persoonlijkheidskenmerk wordt beschreven. Voor werkgedrag zijn er drie abstractieniveaus te onderscheiden: incidentele activiteiten, habitueel gedrag en abstracte factoren. Stel, er moet een criterium worden opgesteld voor de manier waarop collega's met elkaar omgaan. Dit is te omschrijven als 'sociaal gedrag' (abstracte factor). Als 'sociaal gedrag' op een beoordelingsformulier komt te staan is deze nog voor allerlei interpretatie vatbaar. Het is te ruim en die ruimte moet juist beperkt worden om de standaardisatie van een beoordelingssysteem te waarborgen. Het omschrijven van het criterium in termen van 'verjaardagsbezoek' (incidentele activiteit) gaat weer te ver, het is een *voorbeeld* van het gedrag dat we willen meten. De waarheid ligt in het midden. 'Omgang met collega's' is een omschrijving die concreet genoeg is om misverstanden te voorkomen en tegelijkertijd ruim genoeg om niet te verzanden in kleinigheden.

ad 4 Resultaten De laatste in het rijtje is het resultaat als gezichtspunt bij het beoordelen. Resultaten zijn doorgaans zeer concreet en meetbaar. De verleiding is dan groot om vooral de behaalde resultaten te bekijken bij een beoordeling. Er kleven echter een paar bezwaren aan het gebruik van resultaten als criterium. Resultaten kunnen worden beïnvloed door de omgeving en door tijd. Hardwerkende collega's scheppen een gunstig klimaat, waardoor iedereen betere resultaten kan halen. Tijd heeft ook een gunstige invloed op resultaten. Er is altijd sprake van een leercurve. Een arbeidsproces gaat steeds meer resultaat opleveren als gevolg van de ervaring. Een stijging van de resultaten is dan alleen al op grond van dit leereffect te verwachten zonder dat dit nu zoveel te maken heeft met een bijzondere prestatie van de beoordeelde. Daarnaast moet uw eigen invloed op het behalen van de resultaten in acht genomen worden. Als u telkens laat bent met het dicteren van uw brieven, kunt u het uw assistent niet verwijten dat ze te laat verzonden worden.

Beoordelingsfouten

Bij het vormen van het oordeel, of liever gezegd het onderbouwen van het oordeel, kan ruis insluipen. Ruis (bias of beoordelingsfout) betekent niet meer en niet minder dan dat de score die aan een beoordeling wordt gegeven afwijkt van de (objectieve) juiste score. Dit kan zowel een te mooi beeld als een te negatief beeld van de werkelijkheid opleveren. Deze ruis is op te splitsen in twee hoofdgroepen. In de ene hoofdgroep hoort ruis die optreedt bij het vormen van het oordeel door de beoordelaar. In de andere hoofdgroep hoort ruis die optreedt wanneer het oordeel op het formulier wordt overgebracht. Een aantal typen beoordelingsfouten is Halo, Horn, leniency, geheugenfouten en centrale tendentie. Halo en Horn zijn afhankelijk van de beoordeelde, leniency en geheugenfouten van de beoordelaar. *Halo* (te aardig) is een zogenaamde logische fout, in de zin dat er door de beoordelaar een impliciete koppeling wordt gemaakt tussen verschillende aspecten van het gedrag, of tussen verschillende kenmerken van een persoon. Is uw assistent goed in een deel van haar taken, dan schijnt deze glans ook op taken die minder goed uitgevoerd worden. De term 'halo' staat voor 'gunstige' ruis. *Horn* (te negatief) heeft hetzelfde mechanisme als Halo maar dan in negatieve zin. In de praktijk betekent dit een verschil in het bekijken van een medewerker door een roze bril (Halo), of door een te donkere bril (Horn). *Leniency* (beoordelaar te mild) is een fout die neerkomt op het systematisch te mild beoordelen. Een vervelend effect van deze fout is dat de beoordelingen tussen beoordelaars onderling niet vergelijkbaar meer zijn. Halo en Horn hebben op het eerste gezicht hetzelfde effect als leniency. Het verschil tussen deze fouten kan worden gezien als het allen over dezelfde, maar verkeerde, kam scheren (leniency), terwijl Halo en Horn betekenen dat de beoordelaar verschillende beoordeelden op verschillende manieren weegt: hij past niet op iedereen dezelfde normen toe. *Geheugenfouten* werken op verschillende manieren op het oordeelvormen door. Het *recency-effect* (vers in het geheugen) komt neer op het sterker laten meewegen in de beoordeling van recente ervaringen. Beoordelaars zijn verder geneigd om oude informatie (eerste indruk) mee te laten wegen in de beoordeling, zodat vroegere positieve ervaringen de negatieve ervaring die naar voren zou moeten komen afzwakken (en andersom). Dit noemen we het *assimilatie-effect*. Dit gaat vooral op bij langere tijd tussen de ervaring en het moment van beoordelen. Bij beoordeling vrij kort op de ervaring speelt het contrast een rol. Contrasterende ervaringen wegen zwaarder mee dan ervaringen die meer in de lijn liggen van de totale periode. *Centrale tendentie* (geen extreme beoordelingen geven) is afhankelijk van het type formulier dat gebruikt wordt (zie bij bespreking formulier). De meeste fouten in de oordeelsvorming zijn te bestrijden door het bewust zijn van de mogelijkheid deze fouten te maken. Leniency is te bestrijden door goede afspraken te maken over de norm. Geheugenfouten zijn te voorkomen door een vorm van 'boekhouding' van het functioneren van de medewerker.

Beoordeling opstellen

Op het formulier dat bij de beoordelingen wordt gebruikt wordt het werkgedrag omgezet en vastgelegd in een waardering. Over het algemeen gebeurt dit aan de hand van (voorgedrukte) criteria: aspecten van het werkgedrag, resultaten en het kennis- en ervaringsniveau. Meestal zijn dit samen zo'n tien tot twintig criteria. De veertien criteria die bij Werkgedrag zijn genoemd vormen een uitstekend geheel. Aan de hand van deze criteria en een norm wordt dan een waardering toegekend aan het functioneren en vertaald in een eindscore. Dit betekent dat steeds naar een onderdeel van het functioneren wordt gekeken. Per onderdeel wordt vergeleken wat de beoordeelde heeft laten zien, en wat de beoordelaar had willen zien. Dit verschil wordt dan omgezet in (meestal) een kruisje op het formulier. Dit levert een profiel op, met sterke en zwakke punten van de beoordeelde.

Zijn alle aspecten van het functioneren nagelopen en beoordeeld, dan moeten deze getallen of letters vertaald worden (gewogen) in een totaalscore. Deze weging is geen optelling. De beoordelaar kan aan sommige aspecten van het profiel een groter gewicht toekennen dan aan andere. Denk aan het aspect 'schriftelijke uitdrukkingsvaardigheid', niet voor iedereen in uw praktijk is dit een even belangrijk onderdeel van haar functioneren. Dit komt dan ook tot uiting in de weging.

Verder is er op de meeste formulieren plaats voor procedurele aspecten als afspraken voor vervolggesprekken en parafen van de betrokkenen. Er blijft voor de beoordeelde een mogelijkheid om bezwaar aan te tekenen. Bij een zorgvuldig opgestelde beoordeling zal dit een zeldzaamheid zijn, maar het blijft een recht van de beoordeelde.

Het gaat bij beoordelingsformulieren om vertrouwelijke informatie die niet mag rondslingeren. De formulieren horen eigenlijk alleen maar thuis in het personeelsdossier en bij de beoordeelde zelf. Het formulier belichaamt zo het beoordelingssysteem en is het aanknopingspunt van het systeem met de praktijk. In de bijlagen van dit boek vindt u een voorbeeld van een beoordelingsformulier. U kunt dit gebruiken of aanpassen aan uw eisen en wensen.

Centrale tendentie De beoordelingsfout die nog niet behandeld is, is centrale tendentie. Dit treedt op bij gebruik van schalen. De beoordelaar mijdt de extreme posities op de schalen. Dit effect speelt zo sterk dat de interpretatie van een schaal beperkt wordt tot de posities binnen de extremen. Een 7-puntsschaal moet dan gelezen worden als 5-puntsschaal, omdat te weinig beoordelaars de extremen gebruiken in hun beoordelingen. Het vervelende is dat deze fout deel uitmaakt van de – niet gemakkelijk te veranderen – persoonlijkheid van de beoordelaar. Geluk bij een ongeluk is dat deze fout niet zo belangrijk is: het eindoordeel is geen rekensom maar een door de huisarts gewogen oordeel tegen een relatieve norm.

Agendapunten voorbereiden

Een beoordelingsgesprek is meer dan de presentatie van de beoordeling. U wilt dat er na de beoordeling ook iets gebeurt: dat de assistent na de beoordeling een aantal zaken verandert of juist een aantal zaken op dat gewenste hoge peil houdt. Agendapunten voorbereiden voor dit gesprek is een voorwaarde voor zinnige afspraken. De beoordeling haalt de zwakkere of juist veelbelovende punten van een medewerker naar boven. Een analyse van de beoordeling levert daarom voldoende stof voor verdere afspraken. Let op dat u niet te veel hooi op de vork neemt, let op zaken die moeten verbeteren en zaken waarvan het veelbelovend lijkt om verder mee te gaan. De emotionele lading van deze twee soorten agendapunten verschilt sterk en daarom heeft elk punt een andere behandeling nodig. De punten die verbeterd moeten worden liggen gevoeliger dan de afspraken die gemaakt kunnen worden om de capaciteiten van de assistent verder te benutten. Om misverstanden voor te zijn verdient het aanbeveling de agendapunten stap voor stap te formuleren. Wat is uw probleem (analyse), hoe zeg ik dat precies (concretiseren) en hoe zeg ik dat netjes (neutraliseren)?

Inventarisatie De eerste stap is de inventarisatie. U gaat agendapunten formuleren die de medewerker in de gelegenheid stellen zich te verbeteren. Op deze manier laat u zien dat wat u betreft het belang van het beoordelen niet ligt in het oordeel, maar in de mogelijke verbetering. Dit motiveert. Waar gaat het om? Welk probleem ligt er, en liggen het probleem en de oplossing wel bij deze assistent? De analyse van het probleem moet zorgvuldig gebeuren. Stel, de assistent heeft zich gedrukt voor overwerk. Het is u opgevallen dat in alle gevallen bezwaren werden geuit die resulteerden in het zich kunnen onttrekken aan het overwerk. U weet echter ook wel dat overwerk niet verplicht is. Toch wilt u dat deze assistent ook overwerk gaat verrichten wanneer dat nodig is. Nu komt het op steeds dezelfde schouders terecht. Dít is het probleem.

Concretiseren De tweede stap is het concretiseren van het probleem. Welk aspect van het gedrag bevat de kern van het probleem? Wat precies dient er verbeterd te worden? Wat heeft prioriteit of kan gezien omstandigheden en bestaande planning het best het eerst aangepakt worden? Voor het aangehaalde voorbeeld ligt het probleem in de omgang met collega's en specifiek de bereidwilligheid tijdens drukte de last onderling te verdelen. Binnen welke grenzen kan de medewerker zelf een oplossing aandragen? In dit geval heeft u weinig te eisen omdat overwerk bij u niet verplicht is. Met alle medewerking die het doel dient bent u blij. Deze vragen helpen u te bepalen waar Rome ligt en hoe u er wilt komen. Over welke route mag de medewerker dan bepalen in het gesprek.

Neutraliseren De laatste stap in het voorbereiden van agendapunten is het 'onschuldig' maken van de agenda. Dit wil niet zeggen dat er een rookgordijn moet worden opgetrokken. Wanneer een medewerker in de afgelopen tijd regelmatig te laat is gekomen, en u wilt dat met haar bespreken, dan is het verstandig om alleen 'begintijden' op de agenda te zetten. Het is natuurlijk niet zo dat ze niet snapt waar het dan over gaat, alleen wordt zij in dit geval niet uitgenodigd om tijdens het opstellen van de agenda al in discussie te gaan. Het opstellen van de agenda is namelijk alleen de voorbereiding van het gesprek, ook al zit u al met zijn tweeën rond de tafel.

Uitnodigen

Als u de beoordeling heeft opgesteld en de agendapunten voor uzelf heeft geformuleerd, dan wordt het tijd om de assistent uit te nodigen voor het gesprek. Het op tijd uitnodigen van de assistent kan bijdragen tot een wat meer ontspannen sfeer. Bovendien is het belangrijk dat de medewerker op tijd weet wanneer het gesprek gevoerd wordt en hoe lang het gesprek zal gaan duren. Dit is een kwestie van beleefdheid. Ook het doel van het gesprek vermeldt u vast in de uitnodiging.

Tijd en tijdsduur Het tijdstip van het gesprek zal afhangen van de dagindeling of het rooster van zowel u als uw medewerker. Kies een rustig moment uit, want niemand zit te wachten op beoordelingsgesprekken op het drukste moment van de dag. Het is in sommige praktijken gebruikelijk om beoordelingsgesprekken, functioneringsgesprekken en zelfs werkoverleg buiten de reguliere werktijden om te organiseren. Hoewel dit wellicht voor de praktijkvoering een handige aanpak is, moet u zich wel bedenken dat dergelijke gesprekken ook gewoon deel uitmaken van het werk van de assistenten en dat het eigenlijk in hun werktijd zou moeten plaatsvinden. Als u toch deze activiteiten 'buiten werktijd' organiseert, moet u de assistent compenseren in tijd (of geld).

De tijdsduur van het gesprek zal maximaal een uur bedragen. Gaat het langer duren, dan gaat de vermoeidheid meespelen. Daarnaast ontstaat het risico dat zaken op het eind worden afgeraffeld. De doelstelling van beoordelen is ook het verbeteren van het functioneren. Voor dit verbeteren is de medewerking van de beoordeelde net zo belangrijk als de medewerking van u. Het gevaar dat de medewerker en u murw worden is groot bij een te lang gesprek. Wanneer het gesprek wel erg veel tijd heeft gekost en nog niet alle punten behandeld zijn, maak dan een nieuwe afspraak om op korte termijn de draad op te pakken.

Procedure Wat is de rol van de beoordeelde in de hele procedure? In de opening vertelt u de medewerker wat haar te wachten staat en hoe u het aanpakt in het gesprek zelf. Ook kunt u vertellen wat er na het gesprek voor mogelijkheden zijn; wanneer komt er een salarisvoorstel, wat gebeurt er met de formulieren, wat betekent de handtekening van de assistent onder het formulier? Allemaal vragen die de medewerker kan stellen. Soms weet de medewerker het echt niet, soms hoeft u het alleen nog eens te herhalen. Belangrijk is dat u door het geven van de informatie de onzekerheid vermindert die bij de assistent leeft. De sfeer in het gesprek wordt daar meer ontspannen door.

Plaats De omgeving waarin het beoordelen plaatsvindt, in letterlijke zin, moet aan een aantal voorwaarden voldoen om het vertrouwelijke en serieuze gesprek ongestoord te kunnen voeren. Het gaat daarbij om het houden van het gesprek in een ruimte die voor de duur van het gesprek niet door anderen gebruikt wordt. Ook is het van belang om telefoontjes en andere onderbrekingen te blokkeren en om voldoende tijd te reserveren voor het gesprek. Alle moderne (tele)communicatiemiddelen hebben een knop om ze uit te schakelen.

Voorbereiding assistent U heeft ook een rol in het voorbereiden van de assistent op het gesprek. Het is voor de assistent prettig om van tevoren te weten waarover het gesprek gaat, wat gespreksonderwerpen kunnen zijn, hoe u aan de beoordeling komt, op grond van welke gezichtspunten (criteria), welke inbreng de medewerker zelf mag hebben in het gesprek en hoe het gesprek zal verlopen. Deze informatie zult u als leidinggevende in de meeste gevallen zelf moeten geven. Natuurlijk voordat of als u de assistent uitnodigt.

Het gesprek

Het beoordelingsgesprek is het moment dat het oordeel wordt uitgesproken, de medewerker haar reactie kan geven en er gesproken kan worden over datgene wat goed is gegaan in de afgelopen periode en datgene wat in de komende periode beter zal moeten gaan. Twee instrumenten om een beoordelingsgesprek goed te kunnen voeren zijn luistervaardigheden en een structuur voor het gesprek. De luistervaardigheden zijn behandeld in paragraaf 2.2.

Het gesprek gevoerd: de structuur Een beoordelingsgesprek is moeilijk om twee redenen, de uitkomst is belangrijk en het is voor de meeste mensen vrij onplezierig om de assistent te vertellen wat er wel en niet goed ging in de

afgelopen periode. Structuur in het beoordelingsgesprek kan zekerheid en houvast geven. Er worden geen onderwerpen overgeslagen en discussies kunnen in de hand gehouden worden. Een belangrijke reden die nog niet genoemd is, is voorkomen dat de beoordeling onderhandelbaar wordt, dat het oordeel gedurende de loop van het gesprek aangepast wordt. De structuur van een beoordelingsgesprek kent de stappen:
– opening
– agenda opstellen
– beoordeling presenteren
– agendapunten bespreken (oplossingen zoeken/afspraken maken)
– samenvatting/evaluatie.

De *opening* zet de toon voor het hele gesprek. Het is de inleiding waarin nog niet inhoudelijk op de onderwerpen wordt ingegaan. De opening biedt ruimte om het doel van het gesprek aan te geven, de tijdsduur en de te volgende procedure (gespreksstructuur, wat gebeurt er met de formulieren, wanneer komt de medewerker aan het woord?). Voor de medewerker is deze informatie over de opzet en het doel van het gesprek geruststellend. De inhoud van het gesprek geeft al genoeg onzekerheid. Wanneer u de medewerker nog geen koffie had aangeboden is dit de laatste mogelijkheid om de sfeer nog te redden.

Na de opening van het gesprek is *het opstellen van de agenda* het eerste punt waarin de gespreksonderwerpen genoemd worden. Immers, u had agendapunten voorbereid. Ook nu is het nog niet verstandig om de punten te bespreken. Eerst moet de beoordeling verteld en toegelicht worden. De discussie kunt u buiten de deur houden door aan te geven dat het alleen nog maar gaat om wanneer 'wat' wordt besproken. Er is een kans dat de assistent ook een punt bespreken wil, of dat u merkt dat een punt dat u wilde bespreken veel reactie oproept bij de assistent. De volgorde van de punten wordt nu belangrijk. Uitgangspunt voor een goede volgorde is de positie van de beoordeelde. Zij zal niet altijd ontspannen zitten luisteren naar wat u te zeggen heeft en toch heeft u haar volledige medewerking nodig voor het vinden van oplossingen voor uw gezamenlijke problemen. Bovendien: hoe snel na het gesprek moet u weer met haar kunnen samenwerken? Reden genoeg om de agenda zorgvuldig op te stellen. Een aantal vuistregels kunnen wel gegeven worden. Vraag de assistent of zij soms punten voor de agenda heeft. Ga er niet inhoudelijk op in, noteer de punten in een zin of een steekwoord op de agenda. Als het een punt is dat echt niet in het gesprek past, vraag dan of zij bereid is om het punt te bewaren voor in een ander gesprek, bijvoorbeeld een functioneringsgesprek. Plaats dan de punten van de assistent voor in de agenda. Dan heeft ze gezegd wat zij wilde zeggen en zal zij meer bereid zijn te luisteren naar uw punten. Voor de volgorde van de rest van de punten, waaronder uw eigen punten, kunt u het best de sandwichmethode hanteren. Dit betekent het afwisselen van goede en minder goede punten. Haal een punt van u dat de assistent belangrijk vindt naar voren. Dit haalt de druk van de ketel. Het eerste punt op de agenda is altijd de beoordeling zelf. Dan staat de beoordeling verder buiten discussie. Op deze manier bereikt u een scheiding tussen wat geweest is (de beoordeling) en wat er nu moet gebeuren (de afspraken).

De wijze waarop de *beoordeling* het best *gepresenteerd* kan worden, is gelijk aan de beste manier om de agendapunten te openen. In beide gevallen is het gemakkelijk om te denken aan het spreekwoord: 'zachte heelmeesters maken stinkende wonden'. Het gaat hier om heelmeesters. Eigenlijk bent u dat ook! Beoordelen is niet altijd plezierig, maar het vergulden van de pil werkt averechts. Vanzelfsprekend werkt ook de aanpak van 'de beul' niet. Op alle slakken zout leggen levert een dode werksfeer. De voor beide partijen prettigste aanpak houdt in dat u vertelt wat er aan de hand is en dan de reactie van de medewerker vraagt. Bij het presenteren van de beoordeling laat u het hierbij. Inhoudelijke vragen van de medewerker verplaatst u naar de agenda. Op deze manier voorkomt u een discussie, daar waar u een mededeling (de beoordeling) wilt doen. Wanneer u een agendapunt op deze manier hebt geopend, kunt u het commentaar van de medewerker verwerken in de oplossing voor het probleem. U vangt dan twee vliegen in een klap!

Het presenteren van de beoordeling is een vorm van feedback (terugkoppeling) geven. Deze is het meest helder als u zonder omhaal vertelt wat u vindt van de assistent (met betrekking tot een specifiek punt). Dit doet u niet zomaar. In de feedback zitten de norm: wat had u willen zien (of wat had u mogen zien volgens de afspraak) en de afwijking van die norm: wat heeft u gezien. Hierbij ligt de nadruk op gezien: u heeft de afwijking geconstateerd aan de hand van feiten. Wanneer het gaat om het beoordelen van resultaten zijn die feiten gemakkelijk te vinden. Minder eenvoudig zichtbaar te maken – maar essentieel – is de afwijking in gedrag. Dit kunt u namelijk het eenvoudigste veranderen. Alleen de medewerker zelf heeft haar eigen gedrag in de hand. Als u de medewerker wilt verbeteren heeft u met het gedrag het handvat in handen.

Feedback moet kort zijn. Wanneer u te veel woorden nodig hebt, windt u doekjes om de zaak. Met twee zinnen, een voor de norm, een voor de afwijking, kunt u verteld hebben wat u bedoelt. Duidelijke feedback is genoeg. Het is niet nodig te vertellen wat de consequenties waren van het afwijkende resultaat. De medewerker weet dat vaak al en wordt van herhaaldelijk 'inpeperen' niet vrolijker. Ook als de boodschap positief is hoeft het compliment niet tot in de details alle gunstige effecten van dat resultaat of die actie te bevatten. Het is eerder gênant dan prettig om naar te luisteren.

Na het brengen van de boodschap is het uw beurt om te luisteren naar wat de assistent te zeggen heeft. Haar eerste reactie is vaak een verdediging. Toch is dit een belangrijk moment. Het geeft haar de gelegenheid haar hart te luchten. Het kan uw bedoeling zijn om een oplossing te vinden voor het afwijkend functioneren van de medewerker. Als het gaat om een agendapunt is dit meestal het geval. Wat is nu precies de reactie van de assistent? U zult er naar moeten vragen. Lukt het om de reactie in kaart te brengen, dan bent u een grote stap dichter bij de oplossing. Niet alleen kan het nuttige informatie zijn, de medewerker krijgt van u de indruk dat haar inbreng op prijs wordt gesteld.

Wanneer in een gesprek een boodschap gebracht moet worden waarvan verwacht mag worden dat die 'slecht nieuws' inhoudt voor de ontvanger, vraagt dit om een speciale aanpak. Immers, iedereen vindt het brengen van slecht nieuws moeilijk en vervelend. Het is niet leuk om te moeten vertellen dat de salarisverhoging niet door kan gaan, of dat het jaarcontract niet verlengd zal gaan worden. Op welke manier kan dit nieuws zó gebracht worden dat de slechtnieuwsbrenger het 'overleeft'? De hier voorgestelde aanpak is gericht op het opvangen van de emoties (verbazing, teleurstelling, ongeloof, boosheid) die een slechte tijding oproept. Geduld en een dikke huid zijn nodig om te voorkomen dat de brenger van het bericht net zo geëmotioneerd wordt als de ontvanger. De eerste stap is het vertellen, kort en direct, wat het nieuws is. Bijvoorbeeld: 'Ik heb een slechte mededeling. Dit jaar zit er geen salarisverhoging voor jou in.' De reactie van de ontvanger kan uiteenlopen van stil blijven zitten en vragen naar de reden tot het van pure nijd verlaten van de kamer. Deze verschillende uitingen van emoties hebben tot gevolg dat de ontvanger niet meer voor rede vatbaar is. 'Zij gaat over de rooie', waarbij 'de rooie' de grens tussen rationeel en emotioneel handelen voorstelt. Voordat het gesprek verder kan, wilt u dat de emoties zakken tot op rationeel niveau. Gesprekstechnisch betekent dit het juist benoemen van het gevoel dat de ander heeft. Dit gevoel is af te lezen aan het gedrag: 'Je bent er stil van' of 'Je windt je op'. Dit kan reacties uitlokken als: 'Vind je het vreemd?! Je vertelt nogal wat!' De ontvanger moet haar hart even luchten. Als de woordenvloed wat afneemt kunt u beginnen met het geven van uw argumenten. De argumenten roepen vaak opnieuw een reactie op die weer opgevangen wordt met de 'gevoelssamenvatting'. Wanneer een zeker berusting optreedt kan worden begonnen met het zoeken naar een oplossing. Vaak is het prettig voor de ontvanger om geholpen te worden met het dragelijk maken van de ontstane situatie. Het is niet de bedoeling een compromis te zoeken. De ontvanger zal dit proberen te bereiken door ontkennen, niet willen geloven, enzovoort. Herhalen van de boodschap, daarna de reacties opvangen, is de manier om de boodschap vol te houden. Immers, er kan niets meer aan veranderd worden.

Na het presenteren van de beoordeling bent u in het gesprek aangeland bij het *bespreken van de agendapunten*, de punten die u verbeterd wilt zien. Tot zover was het een eenzijdig gesprek (met uitzondering van slecht nieuws brengen). U heeft de mededeling kort en duidelijk overgebracht en de reactie, het verweer van de assistent, aangehoord. Het moment is aangebroken waarop u de argumenten van de medewerker moet zien te verenigen met uw eigen plannen. U gaat over van de fase van het terugkijken naar het vooruitkijken: hoe verder? In vier situatieschetsen worden manieren getoond om een punt naar voren te brengen.

> Opening 1: de 'kamikaze'
> De huisarts 'komt frontaal binnen' en heeft geen oor voor verklaringen van

de kant van de assistent. Bij verweer doet hij er gewoon een schepje bovenop (doordrukken). Hij weet precies wat het probleem is, hoe het komt en hoe het opgelost dient te worden. Het effect op de medewerker is vaak dat deze ofwel agressief wordt ofwel dichtslaat. Met de oplossing wordt meestal mokkend of gelaten ingestemd. Soms eindigt het gesprek in ruzie.

H: Ik wil het eens hebben over de manier waarop je opruimt. Ik was laatst nog op de praktijk met collega Van der Linden. Ik had een cappuccino aangeboden en ik kon nergens die zakjes vinden. Ik stond mooi in mijn hemd.
A: (verbaasd) Oh?
H: Ja, en hetzelfde hoorde ik van Emma. Zij zocht laatst een artikel in een tijdschrift en dat tijdschrift was nergens te vinden.
A: Ik weet precies waar alles is, dan moeten jullie mij maar vragen, of dan moeten jullie de boel maar zelf opruimen.

Opening 2: 'de misthoorn'

De huisarts opent met een dreigend klinkende uitspraak. De assistent voelt dat er iets niet goed zit, maar het wordt niet duidelijk wat dat is. Er worden weinig concrete uitspraken over gedrag gedaan. De reactie van de medewerker is ofwel mooi weer gaan spelen, waardoor de huisarts concreter zal moeten worden, ofwel dat de assistent zich gaat verdedigen tegen een nog niet helder verwijt.

H: Goed, dan zullen we ook de hygiëne bespreken, dat snap je natuurlijk ook wel!
A: Volgens mij is daar niet zoveel mis mee.
H: Nou Anja, zo goed is het allemaal niet.
A: Ja maar ik kan ook niet alles goed doen.

Opening 3: 'de open deur bij slecht weer'

Er is een punt waarover gesproken zal worden waarvan de medewerker op haar klompen aanvoelt dat het weinig goeds kan betekenen. De huisarts heeft zeker wel iets op dat aspect van het functioneren aan te merken. Er wordt echter niet met een constatering gestart, maar met een vraag.

> H: Hoe vind je zelf dat het loopt?

De reactie van de medewerker kan verschillen. In de voor de huisarts meest prettige variant komt de medewerker zelf met de constatering dat bepaalde zaken niet goed lopen, en kun je direct samen doorgaan met het achterhalen van de oorzaak en het zoeken naar een oplossing. In veel gevallen werkt het echter niet zo. De medewerker antwoordt: 'Oh, gaat wel', of zelfs 'Goed.' De huisarts heeft dan vaak het gevoel dat de medewerker hem bedondert en de gevechtsposities worden ingenomen. Dit kan sterk escaleren.

Opening 4: 'stellen en luisteren'
De huisarts stelt duidelijk (in gedragstermen) wat het punt inhoudt, waarover gepraat zal worden (hij heeft eventueel voorbeelden paraat) en vraagt de medewerker om een reactie. Hij schakelt over op luisteren, dat wil zeggen samenvatten en doorvragen om zo achter de visie van de medewerker op de zaak te komen. Op deze manier wordt eerst de oorzaak in kaart gebracht en daarna naar een oplossing gezocht. De reactie van de medewerker op deze aanpak is wisselend. Als de huisarts goed blijft luisteren is de effectiviteit het grootst. De assistent voelt zich niet aangevallen, er wordt geluisterd. Het probleem wordt helder, eventuele misverstanden worden opgehelderd.

> H: Ik wil het nu met je hebben over je rapportage. Daarover ben ik niet zo tevreden. Vooral de frequentie stelt mij teleur.
> A: Ja maar, daar zeg je ook wel wat. Het komt altijd uiterst ongelegen om uitgebreid te rapporteren.
> H: Ik vind het wel nodig. Kun je vertellen waarom het niet lukt?
> A: Nou, ik zie het nut er niet van in, en bovendien wordt er wel om heel precieze rapportage gevraagd.
> H: (stilte)
> A: En dat kan ik niet goed.
> H: Dus je doet het niet omdat je het niet in de vingers hebt?
> A: Inderdaad. Als ik zo'n rapport schrijf zoek ik me suf naar de juiste formulering, en dat werkt vervelend.
> H: Is dat voor jou de belangrijkste reden, of is er nog een andere?

Het probleem is nu boven tafel, wat moet er nu gebeuren? Welke oplossing is de beste? In de voorbereiding heeft u al de voorwaarden waaraan de oplossing moet voldoen geformuleerd. U weet waar u heen wilt (Rome) en dat u met de auto wilt. Welke weg is de beste? Meestal is de weg die de assistent weet de beste. Zij kent de weg en zal meer haar best doen om Rome te halen als u haar de vrijheid heeft gelaten om de route over de Brennerpas te nemen.

Laat haar zelf de oplossing aandragen! Zij verplicht zich de afspraken na te komen want het was haar eigen oplossing. Zolang de medewerker met de auto reist en niet langs Spanje gaat maakt het u eigenlijk niet uit. Als zij niet op alle fronten goed functioneert is dat een probleem voor u, maar ook voor haarzelf omdat daar meestal consequenties aan verbonden zijn, al was het alleen maar een ontevreden huisarts. De oplossing voor het probleem (het niet optimaal functioneren) wordt in twee stappen gezet, de probleemanalyse – dit is de voorbereiding die inmiddels uitgebreid besproken is – en samen met de medewerker een oplossing vinden. U legt het probleem voor aan de medewerker. U stelt hetgeen u heeft gezien naast wat u had verwacht (geven van feedback). U vraagt daarop een reactie van uw medewerker. Deze reactie bevat de reden van het niet voldoen aan de verwachting. Dit is het begin waarop u gaat doorvragen en samenvatten. Is er een aantal redenen genoemd dan moeten die als het even kan worden omgezet in een oplossing. In dit proces schuilt de valkuil dat de huisarts al een oplossing voor het probleem weet. Zo'n oplossing is meestal wel goed, maar als hij deze 'verkoopt' aan de medewerker loopt hij het risico dat zij weinig bereid is de oplossing te accepteren.

Is er een oplossing gevonden, dan volgt het omzetten ervan in afspraken. Na een periode van een jaar moet u nog precies weten wat de afspraak inhield om te kunnen nagaan of er iets van terechtgekomen is. Wanneer is een afspraak degelijk genoeg om inderdaad werkbaar te zijn? Een afspraak is concreet als deze antwoorden op de vragen: wie, wat, waar, wanneer en waarmee bevat:

1 rolverdeling (wie onderneemt de actie?)
2 inhoud (wat wordt gedaan?)
3 plaats (op welke plaats, welk onderdeel van het werk?)
4 tijd (controle tijdstip?)
5 hulpmiddelen (is het nodig om gereedschap te regelen (cursus)?).

Reëel is een afspraak als het doel haalbaar is. Vaak blijkt achteraf dat de medewerker te veel heeft beloofd. De verklaring hiervoor zit meestal bij de medewerker zelf. Wanneer je weet dat er iets niet goed is gegaan, wil je snel verbetering tonen. Bescherm de assistent voor haar eigen dadendrang. Het is heel vervelend wanneer zij zich niet aan de afspraak heeft kunnen houden, omdat ze te veel hooi op haar vork heeft genomen. De medewerker moet betrokken worden bij het maken van de afspraak, haar eigen oplossing verhoogt de acceptatie ervan. Check of u hetzelfde doel voor ogen heeft als uw medewerker. Met behulp van de vijf W's is dat best mogelijk. Leg de afspraken vast, op het beoordelingsformulier en geef de medewerker een kopie. Zet ook in uw agenda wanneer u erop terugkomt.

Evaluatie

Als alle agendapunten afgewerkt zijn is het tijd voor een samenvatting van alle afspraken en een terugblik op het gesprek. Hoe liep het gesprek? Door het gesprek zo af te ronden komt u weer terug in de meer informele werksfeer. Bovendien kan de medewerker u vertellen wat zij er nou van vond. Sommige opmerkingen zijn nuttig en kunnen helpen het volgende gesprek nog beter te laten verlopen.

Als leidinggevende zult u er op moeten toezien dat de afspraken na te komen zijn. Dit betekent dat u in de gaten moet houden of er vorderingen zichtbaar worden. Of er soms veranderingen in de werksituatie zijn opgetreden die het moeilijk maken om de afspraken na te komen. U moet er ook op letten dat u uw eigen afspraken nakomt. Het is nuttig om vaste terugblikmomenten in te bouwen. U kunt bijvoorbeeld de functioneringsgesprekken gebruiken om de afspraken na te lopen. Zijn er inderdaad verbeteringen, dan kan dit leiden tot een betere beoordeling in de volgende beoordelingsronde. Is dit niet gelukt, dan is het niet nakomen van de afspraken een minpunt. Dit staat los van het feit dat op dit punt de beoordeling nog steeds niet voldoende is. U heeft daarmee een extra criterium om op te beoordelen: de afspraken.

Samenvatting

In het beoordelingsgesprek draait het om het uitspreken van een oordeel door de leidinggevende, over het werkgedrag en de prestatie van de medewerker. Dit oordeel is gebaseerd op meetbare waarnemingen in het afgelopen jaar. Dit oordeel is eenzijdig en niet onderhandelbaar. Met eenzijdig wordt niet bedoeld dat het een monoloog is, de medewerker heeft wel degelijk inbreng in het gesprek. Voor het kunnen maken van afspraken is haar inbreng niet alleen gewenst maar ook noodzakelijk. Het hanteren van een structuur helpt bij het voeren van het gesprek. De structuur kent de volgende stappen:
1 *Opening.* Hier bouwt u sfeer (koffie e.d.) en vertelt u het doel, de tijdsduur en de procedure voor het gesprek.
2 *Agenda opstellen.* Het opstellen van een goede agenda geeft de inhoudelijke structuur voor het gesprek. Denk eraan om nog geen inhoudelijke discussie te voeren, en sta stil bij een juiste volgorde van de agendapunten.
3 *Beoordeling presenteren.* Het eerste agendapunt is het presenteren van de beoordeling. U vertelt kort wat het oordeel op de verschillende punten is en licht eventueel toe. Om 'onderhandelen' te voorkomen gaat u niet in discussie.
4 *Agendapunten bespreken.* Agendapunten bespreekt u door ze op een juiste manier (stellen en luisteren) te openen. De reactie van de medewerker is het aanknopingspunt voor het vinden van oplossingen. Bij het bespreken van agendapunten loont het om geschikte luistervaardigheden toe te passen. Oogcontact, hummen, knikken en de 4-secondenregel bevorderen de hoeveelheid informatie; ordenen, doorvragen en open vragen bevorderen de kwaliteit. Oplossingen zijn het sterkst wanneer ze van de medewerker komen.
5 *Afspraken maken.* Om een goede oplossing een goede afspraak te laten zijn moet de afspraak reëel, haalbaar, concreet (5 W's) zijn en op papier staan.

6 *Evaluatie.* Een evaluatie brengt het gesprek terug in de werksituatie en kan informatie opleveren die het volgende beoordelingsgesprek nog beter doet verlopen!
7 *Afspraken nakomen.* Het is verstandig de verantwoordelijkheid voor de afspraken te verdelen en elkaar te controleren. Kom regelmatig op de afspraken terug om ze te kunnen onderhouden.

In het beoordelingsgesprek weegt de huisarts de resultaten van de afgelopen periode af tegen de eisen die hij stelt. Wat de medewerker van die eisen vindt is hier niet van belang. Wel moet de huisarts kunnen aantonen hoe hij aan zijn oordeel gekomen is. Dit beïnvloedt het begrip en de acceptatie van het oordeel. Er wordt gezocht naar overeenstemming voordat er afspraken worden gemaakt, niet alleen over de oplossing maar ook over de afspraken.

De beoordelaar gebruikt criteria om een juist oordeel te kunnen vellen. Criteria zijn de meetlat die langs het functioneren wordt gelegd. Ook is er met die criteria goed een norm aan te geven. Als het bekend is wat er precies gemeten wordt dan is het niet zo moeilijk aan te geven waar de norm ligt.

In tabel 2.10 vindt u een vergelijking tussen het functioneringsgesprek en het beoordelingsgesprek.

Tabel 2.10 Functioneringsgesprek versus beoordelingsgesprek.

Beoordelingsgesprek	*Functioneringsgesprek*
- beheersfunctie	- ontwikkeling van de medewerker
- functioneren in het verleden	- functioneren in verleden en toekomst
- beoordelen op resultaat	- functioneren van de medewerker en werkrelatie met de leidinggevende
- gesprek aan de hand van een beoordelingsformulier	- geen voorgeschreven onderwerpen
- resultaten in personeelsdossier	- verbeterplan in personeelsdossier
- vaak een procedure voor bezwaar en/of beroep	- geen procedure voor bezwaar en/of beroep

Met betrekking tot procedures, beheer en registratie ziet men vooral verschillen van praktijk tot praktijk. Het verschil in karakter en doelstelling van beide gesprekken is echter door de bank genomen gelijk.

2.3.9 Conflicten hanteren

Vijf methoden van conflicthantering

Conflicten zijn situaties waarin de belangen van twee mensen onverenigbaar lijken. In zulke situaties kan het gedrag van een persoon beschreven worden aan de hand van twee dimensies: de mate waarin de persoon zijn *eigen belangen* nastreeft en de mate waarin de persoon rekening houdt met de *belangen van de ander*. Met deze twee basisdimensies in gedrag kunnen de vijf methoden van conflicthantering worden weergegeven.

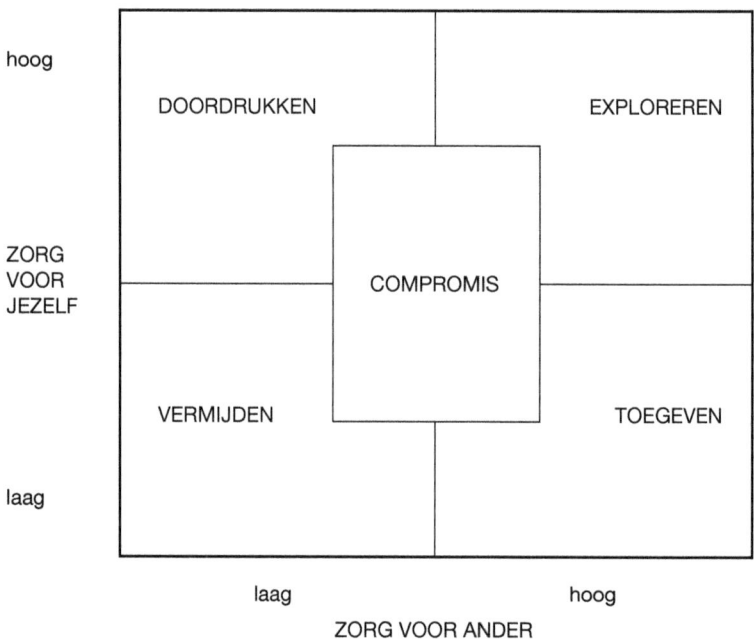

Figuur 2.4
Vijf methoden van conflicthantering.

Er zijn geen algemeen geldige strategieën. Alle vijf manieren zijn nuttig in sommige situaties: elk vertegenwoordigt een paar nuttige sociale vaardigheden. Verder kan niemand van ons gekenmerkt worden alsof hij maar een rigide stijl zou bezitten. *Iedereen gebruikt echter sommige stijlen beter dan andere en heeft daardoor de neiging daar meer op te vertrouwen, hetzij door temperament hetzij door ervaring.* Het is goed te streven naar een flexibel gebruik van al de vijf stijlen.

Doordrukken 'De eerste klap is een daalder waard' is een gezegde dat bij deze stijl zou kunnen passen. Of 'de eerste klap is een daalder waard' en 'wie niet horen wil, moet voelen'. Iemand die forceert streeft de eigen belangen na,

ook als dat ten koste gaat van de belangen van anderen. Hij weet voor welke rechten hij opkomt en houdt van harde feiten en logische procedures. Hij gebruikt zijn machtsmiddelen en het vermogen tot argumenteren. Het is mogelijk dat deze persoon te weinig gevoel heeft voor de sfeer in het gesprek. Bij conflicten kan de neiging bestaan voor anderen ontoegankelijk te worden en zich in te graven in een eenmaal gekozen positie. Deze stijl kan effectief zijn als:
- er snelle actie geboden is (noodgevallen);
- het gaat om kwesties die uitermate belangrijk zijn en waarbij u zeker weet dat u gelijk heeft;
- er noodzakelijke impopulaire maatregelen genomen moeten worden;
- andere stijlen (probleem oplossen bijv.) hebben gefaald.

Sterkten	Zwakten
Iemand die forceert toont in ieder geval slagvaardigheid. Omdat hij zelf het initiatief neemt is hij niet snel verrast. Daarnaast kan deze stijl (bij derden) respect afdwingen.	Degene die forceert is vaak ongeduldig. Dat kan ertoe leiden dat hij slecht luistert (en ook belangrijke informatie van de 'opponent' mist). Als het forceren sterk wordt aangezet kan dit tot isolatie leiden. Uiteraard roept deze stijl vaak forceerreacties op bij de ander en kan het conflict verder escaleren.

Toegeven Iemand die toegeeft vindt wellicht 'liever buigen dan barsten' of dat het goed is 'iets met de mantel der liefde bedekken'. Deze persoon heeft begrip voor de belangen van de ander en heeft er moeite mee als de harmonie wordt verstoord. De 'toegever' is flexibel en gevoelig voor argumenten van de ander. Het is mogelijk dat hij te snel een krachtmeting wil ontwijken. Bij conflicten kan de neiging bestaan dat hij afhaakt of akkoord gaat, ook al gelooft hij zelf dat het niet helemaal juist is. Deze stijl kan effectief zijn als:
- u erachter komt dat het standpunt van de ander beter is;
- het onderwerp voor de ander veel belangrijker is dan voor u;
- u een gebaar van welwillendheid wilt maken;
- het bewaren van harmonie en het voorkomen van scheuringen belangrijk is;
- u anderen, door experimenten toe te staan, van hun eigen fouten wil laten leren;
- u aan het verliezen bent en verdere competitie de zaak schaadt.

Vermijden Deze persoon 'steekt zijn kop in het zand,' 'doet alsof zijn neus bloedt' of 'weet van de prins geen kwaad'. De 'vermijder' heeft het idee dat het allemaal wel meevalt, dat problemen zich ook zonder zijn interventie wel oplossen, en stelt het aanpakken van moeilijke situaties liever uit tot een beter moment. Hij begint nergens aan als er geen redelijke kans van slagen is. Het is mogelijk dat hij conflicten zelfs ontkent. Bij een conflict kan de

Sterkten	Zwakten
Iemand die toegeeft is kennelijk in staat het eigen ongelijk te erkennen (als dat aan de orde is). In een conflictsituatie levert dat in ieder geval schot in de zaak op. Daarnaast heeft deze stijl een positieve invloed op de sfeer.	Toegeven kan resulteren in verlies van invloed en respect. Als u toegeeft terwijl de situatie dit eigenlijk niet toelaat (bijv. bij grotere eigenbelangen) dan doet u uzelf te kort. Als dit regelmatig gebeurt kan de toegever op den duur als tegenreactie zelf gaan forceren. Helemaal vervelend wordt het als de andere partij door het toegeven gestimuleerd wordt om u te gaan 'plukken'.

neiging bestaan om, door een gebrek aan oplossingen, de problemen maar voort te laten bestaan. Deze stijl kan effectief zijn als:
- het gaat om onbelangrijke aangelegenheden, zeker in het licht van andere onderwerpen;
- er geen kans is om uw belangen binnen te halen (de macht ontbreekt u of het gaat om iets dat heel moeilijk te veranderen is);
- de schade van het aangaan van het conflict groter is dan de voordelen van een afspraak of oplossing;
- u eerst nog meer informatie wilt verzamelen;
- u de gemoederen eerst wilt laten bekoelen.

Sterkten	Zwakten
Deze stijl kan er voor zorgen dat u 'op de been blijft'. U zorgt hiermee voor een tactische verdeling van de eigen energie. Het levert u kalmte, redelijkheid en rust op.	Terwijl deze stijl u aan de ene kant de dosering van uw eigen energie kan opleveren, kan het (te) veel energie kosten in het ontlopen van het conflict. Daarnaast kan het vermijden van het conflict de suggestie van geheimzinnigheid bij de ander opleveren. Op de lange duur loopt u het risico dat u ook uzelf tekort doet.

Compromis zoeken 'Beter een half ei dan een lege dop' kan de drijfveer zijn bij het zoeken naar een compromis. Immers: 'de waarheid ligt in het midden'. Bij het toepassen van deze stijl is men erop gericht een overeenkomst te sluiten waar beide partijen iets voor hebben ingeleverd, zolang het maar acceptabel is. De verschillen in belangen worden als gegeven aangemerkt. Bij het zoeken naar een compromis wordt een middenpositie ingenomen tussen eisen en toegeven. Het is mogelijk dat u te weinig creativiteit aan de dag legt bij het zoeken naar een voor ieder voordelige overeenkomst en dat u zich te veel beperkt tot de ingenomen posities. Deze stijl kan effectief zijn als:
- uw eigenbelang 'gemiddeld' van aard is;
- beide (even machtige) partijen stevig gebonden zijn aan elkaar uitsluitende belangen;

- tijdelijke oplossingen voor complexe onderwerpen bereikt moeten worden;
- er te weinig tijd is voor meer ideale oplossingen;
- exploreren (of soms forceren) gefaald hebben.

Sterkten	Zwakten
Deze stijl draagt in potentie een snel resultaat met zich mee.	Op langere termijn zou een opeenvolging van compromissen een verwaarlozing van principes, waarden, doelen tot gevolg kunnen hebben (in de politiek geen ongebruikelijk bijeffect).

Exploreren 'Twee weten meer dan een' is de basis van exploreren. Bij exploreren is men erop gericht samen met de ander een oplossing te vinden die de belangen van beide personen volledig bevredigt. Men neemt de moeite om de achtergrond van de ingenomen posities van de ander te leren kennen. Er wordt gezocht naar gemeenschappelijke belangen en oplossingen die tegengestelde belangen tegemoetkomen. Dit gaat gepaard met het flexibel hanteren van de procedure en standvastigheid met betrekking tot de inhoud. Het is mogelijk dat er te veel gezocht blijft worden en men niet op tijd overgaat tot het nemen van beslissingen. Een voorwaarde voor het hanteren van deze stijl is vertrouwen in de medewerking van de ander (en dus tevens een risico). Deze stijl kan effectief zijn als:
- de belangen van beide partijen te belangrijk zijn om een en ander met een compromis af te doen;
- u de effectiviteit van een oplossing wilt vergroten door zorgvuldige aandacht voor de acceptatie;
- u het idee hebt dat er met betrekking tot de onderlinge relatie stevige brokken zijn gevallen;
- wanneer u wilt 'leren', bijv. door uw eigen veronderstellingen te toetsen aan die van de ander en het gezichtspunt van de ander probeert te begrijpen.

Sterkten	Zwakten
Over het algemeen leidt exploreren tot een stabiele oplossing.	Langdurig exploreren kan een ander gaan irriteren en aanzetten tot forceren, wat mogelijkerwijs escalatie tot gevolg heeft. Exploreren is dus tijdrovend. Omdat exploreren gebaseerd is op vertrouwen in de ander, kan u verliezen als u eigen zwakten toont.

Constructieve conflicthantering: exploreren

Omdat exploreren een volwassen manier van conflicthantering is en deze stijl niet door iedereen beheerst wordt, zal deze hier nader uitgewerkt worden. Exploreren is een kunst, of beter gezegd: exploreren is een vaardigheid. Je moet het wél kunnen. Dit betekent echter niet dat deze vaardigheid geïsoleerd van een attitude, een houding staat. Degene die exploreert is werkelijk van mening dat de belangen van de ander, naast de eigen belangen, aandacht verdienen.

Omgaan met kritiek Het omgaan met kritiek betekent twee dingen: je moet niet alleen kritiek kunnen geven, maar ook kritiek kunnen ontvangen. Er is een aantal 'standaard'reacties als mensen kritiek krijgen.

Kritiek negeren, doen alsof deze niet gehoord is

> H: Luister Anja, ik vind de balie de laatste tijd erg rommelig.
> A: Oh, weet je wie er trouwens gisteren aan de balie stond?
> H: Eh … nee?

Motieven van de brenger in twijfel trekken

> H: Luister Anja, ik vind de balie de laatste tijd erg rommelig.
> A: Oh, nou ik vind het wel meevallen. Maar je hebt toch altijd al een beetje een overdreven idee over netheid!
> H: Eh … hoe kom je daar nu bij?

Kritiekpunt goedpraten

> H: Luister Anja, ik vind de balie de laatste tijd erg rommelig.
> A: Oh ja? Nou dat lijkt misschien wel zo, maar ik ben heel druk om allerlei verschillende dingen voor de praktijk uit te zoeken, en dan krijg je dat, natuurlijk.
> H: Eh … nou fijn!

Dichtslaan

> H: Luister Anja, ik vind de balie de laatste tijd erg rommelig.'
> A: Oh. (stilte)
> H: Nou, dat hebben we dan besproken.

Hoewel deze reacties goed verklaarbaar zijn, zijn ze niet effectief. Het spreekt voor zich dat u deze reacties moet vermijden. Als u kritiek krijgt kunt u inzicht verkrijgen in de visie van de ander met behulp van de basisluistervaardigheden die in hoofdstuk 2.2 besproken zijn. Om te zorgen dat u te horen krijgt wat de kritiek precies is, moet u de ander aanmoedigen en volgen. Het aanmoedigen gebeurt door uw houding en oogcontact, het 'hoorbaar' luisteren (hummen en knikken) en vooral door de ander te laten uitspreken en niet te onderbreken. U kunt uw gesprekspartner 'volgen' door samenvatten, doorvragen en open vragen stellen. Het verdient aanbeveling om door te vragen op de volgende 'spannende' onderwerpen:
– uw eigen gedrag en de reactie van de ander;
– gevolgen van dit gedrag;
– emotionele reactie van de ander;
– veronderstellingen van de ander.

De kans op het effectief overbrengen van kritiek is groter wanneer u drie stappen neemt. In de eerste plaats is het van belang dat u van tevoren bedenkt wat u wilt gaan zeggen. Let hierbij wel op dat u uw kritiek gedragsgericht formuleert (wat dóet iemand) en dit zo concreet mogelijk doet. Wees daar overigens wel selectief in. U hoeft niet alle voorbeelden in uw kritiek mee te nemen. Dit kan ertoe bijdragen dat u 'de angel eruit haalt', ofwel u niet laat meeslepen door uw eigen emoties. Vertel rustig en duidelijk waarop u kritiek heeft. Vraag in de derde plaats om een reactie van de ander. Als uw gesprekspartner een van de hierboven behandelde vermijdingsreacties vertoont, benoem deze dan.

Vermijdingsreacties benoemen

> H: Luister Anja, ik ben niet tevreden over hoe de balie er de laatste tijd uitziet. Regelmatig liggen er lege enveloppen en oude tijdschriften in een hoek. Deze horen in de oud-papierbak.
> A: Oh, nou ik vind het wel meevallen. Maar je hebt toch altijd al een beetje een overdreven idee over netheid!
> H: Anja, het gaat nu niet over mij, maar over de balie die niet netjes wordt achtergelaten.

Probleem oplossen Bij het oplossen van het 'probleem' is de eerste stap het formuleren van het probleem op een wederzijds acceptabele manier. Hierbij proberen de partijen het conflict zo te formuleren dat de belangen van beide op een heldere wijze verwoord worden (Hoe kunnen we ervoor zorgen dat jij op tijd naar huis kan en dat toch de balie opgeruimd achtergelaten wordt?). De volgende stap behelst de essentie van het exploreren: het zoeken naar alternatieve oplossingen. Dit zijn de oplossingen die niet eerder de revue gepasseerd zijn. Inventariseer zo veel mogelijk oplossingen, zonder daarbij al direct kritisch te zijn (brainstormen). De derde stap is het kiezen van een

oplossing waar beide partijen achter staan. Hierbij geldt wederom een aantal richtlijnen:
- stel beslicriteria vast;
- begin met het beperken van het aantal mogelijke oplossingen;
- let niet alleen op de kwaliteit van de oplossingen, maar ook op de acceptatie ervan voor de verschillende partijen;
- vermijd discussies over persoonlijke voorkeuren;
- stel discussienormen vast;
- geef gelegenheid tot bijstelling van meningen;
- vermijd stemmen of loten;
- als oude frustraties oplaaien, besteed daar eerst aandacht aan (dat betekent dus een stap terugdoen in de procedure).

De leidinggevende als bemiddelaar Hiervóór is gesproken over het hanteren van conflicten waarbij u zelf een van de partijen bent die in een conflict verwikkeld is geraakt. U kan als leidinggevende ook meemaken dat medewerkers in uw praktijk met elkaar een conflict hebben waar u als persoon buitenstaat. Maar als eindverantwoordelijke voor uw praktijk bent u wél betrokken en het kan gewenst of noodzakelijk zijn dat u tussen hen bemiddelt om het conflict op te lossen. Om die reden gaan we in op uw rol als bemiddelaar.

Bemiddeling is een strategie die toepasbaar is op situaties waarin de kwesties noch eenvoudig, noch zeer complex zijn en waar de relaties tussen de partijen een belangrijke rol spelen. Bovendien mogen de tijdsdruk en de mate waarin u als leidinggevende invloed wilt houden op de oplossing niet erg groot zijn. De bemiddelaar probeert de belangen van praktijk en partijen zo goed mogelijk op elkaar af te stemmen. In tegenstelling tot andere interventiestrategieën wordt bij bemiddeling zowel aandacht besteed aan de inhoud van het conflict als aan het conflictproces.

Het doel van bemiddeling is het vinden van een oplossing op een manier die voor alle partijen bevredigend is. Dit algemene doel kan uitgewerkt worden in een inhoudelijk en een procesdoel. Het *inhoudelijke doel* is het vinden van een goede oplossing waar alle partijen tevreden mee zijn. Liefst een oplossing die zó goed is dat deze een flinke tijd blijft werken. Het *procesdoel* is de manier waarop de conflictbemiddeling loopt. Een onderdeel hiervan is het scheppen van vertrouwen in elkaar. Het is belangrijk de wijze van omgaan met elkaar zo goed mogelijk te krijgen, omdat het de uiteindelijke oplossing van het conflict kan bevorderen. Procesdoelen zijn de middelen om de inhoudelijke doelen te bereiken.

Alhoewel bemiddeling in veel situaties een effectieve strategie is, kan het ook mislopen. Bijvoorbeeld als u te weinig greep heeft op het proces of de interactie tussen de partijen. Door u alleen op de inhoud te concentreren en voorbij te lopen aan spanningen die tussen de partijen heersen, komt er geen complete oplossing van het conflict. Omgekeerd kan bemiddeling mislukken als u te weinig aandacht heeft voor de inhoud, met andere woorden: als u zich buiten de onderhandelingen zelf houdt en uw invloed beperkt tot het uitoefenen van druk om het proces tot een oplossing te brengen. Deze opstelling past wel voor de procesbegeleider, maar niet voor de bemiddelaar. Van hem wordt een inhoudelijke bijdrage verlangd. Daarnaast is het denkbaar dat partijen in het proces steeds verder polariseren. Als u daarbij niet ingrijpt, komt er geen overeenstemming. En ten slotte kan de bemiddeling mislukken als u als bemiddelaar door een of beide partijen als partijdig ervaren wordt. Dit gevaar bestaat met name als u op eigen initiatief (zeer wel denkbaar voor de leidinggevende die als bemiddelaar optreedt) of op initiatief van slechts een van de partijen bij het conflict betrokken bent geraakt. U lijkt dan bevooroordeeld en dit kan weerstand of wantrouwen tot gevolg hebben. De acceptatie van de oplossing komt in het geding.

Er zijn drie manieren om de kans op mislukking te verkleinen. Als u vooraf de tijd neemt om u op uw aanpak voor te bereiden, kunt u de kans op het mislukken van bemiddeling voor een groot deel wegnemen.

Ten eerste moet u nadenken over de verdeling tussen inhoud en proces. Op de inhoud kunt u zich voorbereiden door een goede probleemverheldering. Wat speelt er precies? Welke onderdelen slepen de beide partijen er allemaal bij? Wat is voor hen inhoudelijk het belangrijkste? Welke mogelijke oplossingen zijn er nu al denkbaar? Met behulp van dit soort vragen kunt u zich inhoudelijk inleven.

Ten tweede moet u over overzicht en vaardigheden beschikken met betrekking tot het proces van communicatie. Hoe loopt het proces tot nu toe tussen de partijen? Hoe kunt u dat beïnvloeden? Welke vaardigheden heeft u daarvoor nodig en moet u misschien uitbreiden? Bovendien heeft u een gestructureerd interventiemodel (procedures en spelregels) nodig met behulp waarvan u de vaardigheden op het juiste moment weet te gebruiken. Als de partijen bij de bemiddeling steeds verder polariseren, moet u in eerste instantie door het creëren van een constructieve sfeer een oplossing zoeken. Lukt dat niet dan zal via een andere weg naar een oplossing moeten worden gezocht. Onderzoek heeft uitgewezen dat partijen accepteren dat een machtsingreep plaatsvindt als bemiddeling geen oplossing oplevert. Voorwaarden daarbij zijn wel dat de machtsingreep van tevoren bekend is gemaakt en wordt gepleegd door dezelfde persoon.

Ten derde moet u zich als bemiddelaar realiseren dat u partijdig kunt overkomen. Om dit zo veel mogelijk te voorkomen, moet u het vertrouwen van beide partijen proberen te winnen en bevestigen. Het geven van duidelijkheid over de situatie en de rol die u heeft gekozen zijn hierbij van groot belang.

Aan de hand van het *interventiemodel* kunt u bemiddelen. Het bestaat uit de onderdelen voorgesprekken voeren met beide partijen afzonderlijk, de diagnose stellen en driehoeksbesprekingen voeren met beide partijen gezamenlijk. In de *voorgesprekken* is het uw taak vertrouwen te wekken van beide partijen en hen te stimuleren een helder beeld van de conflictsituatie te geven. U zult beginnen met het gesprek te openen. Om de partijen op hun gemak te stellen, verduidelijkt u wat de bedoeling is van de gesprekken, wat u van de partijen verwacht en hoe de structuur in die gesprekken is. Het doel van de voorgesprekken is dat u als bemiddelaar een vertrouwensband tot stand brengt en dat u een duidelijke kijk op het conflict verkrijgt. Het doel voor de beide partijen is een beeld te schetsen van het conflict en zo nodig stoom af te blazen. Uw taak als bemiddelaar is dus tweeledig: enerzijds moet u de mogelijke onwennigheid ten aanzien van de methode wegnemen. Dit kunt u doen door aan te geven wat het doel is van de gesprekken en door uw eigen positie en werkwijze uit te leggen. Anderzijds moet u zich openstellen voor de opvattingen van de partijen over het conflict om deze goed op tafel te krijgen. De taak van de beide partijen is hun eigen visie te geven op het conflict en te vertellen welke gevoelens en belangen daarbij spelen. U kunt de partijen helpen hun gedachten onder woorden te brengen en het conflict te verhelderen door actief te luisteren en door open vragen te stellen. Vervolgens moet u de partijen hun verhaal preciezer en nauwkeuriger laten vertellen door hoogrendementsvragen (§ 2.2.2) te stellen. U kunt zo nodig extra doorvragen. Door zo nu en dan samen te vatten wat de partijen hebben gezegd, kunt u de partijen eveneens stimuleren om verder te vertellen of, afhankelijk van de toon waarop u samenvat, af te kappen. Bovendien kunt u zo nagaan of u het goed heeft begrepen. Aan het einde van het gesprek moet u nagaan of elk van de partijen bereid is aan het driehoeksgesprek mee te werken.

Op basis van de voorgesprekken stelt u de *diagnose*: Wat is er aan de hand en hoe ga ik het behandelen? U wilt als bemiddelaar een beslissing nemen welke interventiestrategie het meest in aanmerking komt. Bemiddeling heeft een breed toepassingsgebied en in verreweg de meeste gevallen kunt u tot bemiddeling overgaan. Het kan echter blijken dat u met een extreem geval te maken heeft en dat er toch voor arbitrage, een machtsingreep of procesbegeleiding gekozen moet worden. U moet natuurlijk niet in de val lopen dat u al een oplossing bedenkt en die in het driehoeksgesprek opdringt aan de partijen. Als u heeft besloten om als bemiddelaar op te treden, dan nodigt u de beide partijen uit voor een *driehoeksgesprek*. Het driehoeksgesprek bestaat uit de fasen verheldering, nuancering en behandeling. In de eerste fase – *verheldering* – is het doel voor u als bemiddelaar te zorgen voor een goed contact tussen alle partijen en komen tot een voor alle partijen helder beeld van de conflictsituatie. De partijen moeten een duidelijker kijk op de opvattingen en gevoelens van de ander krijgen. Aangezien deze fase voor een groot deel overeenkomt met de voorgesprekken, zijn de taken voor u en de partijen dezelfde als in de voorgesprekken. Het samenvatten neemt in deze fase een belangrijke plaats in, omdat u de ideeën en meningen van de ene partij samenvat voordat u de andere partij om een reactie vraagt. U doet dit hier vooral om het proces onder controle te houden. De eerste fase mondt uit in een 'contract' waarbij de bereidheid tot het bereiken van een oplossing wordt uitgesproken en afgesproken wordt hoe de aanpak gaat zijn.

De tweede fase – *nuancering* – is uw doel het bereiken van een meer genuanceerde kijk op het conflict zowel bij de beide partijen als bij uzelf. U probeert een constructieve sfeer te creëren door de partijen begrip voor elkaars standpunten op te laten brengen. U probeert dit te bereiken door termen waar de partijen het niet over eens kunnen worden anders te definiëren. Als Anja zegt dat Bea zich altijd probeert te drukken bij vervelende klusjes en Bea zegt dat Anja die klusjes bewust voor haar laat liggen, kunt u het probleem herdefiniëren. U zegt dan bijvoorbeeld dat beide partijen aangeven dat de taakverdeling niet goed is. Bovendien kunt u door de partijen te vragen hun klacht te vertalen in een wens, bevorderen dat er een constructieve sfeer ontstaat die nodig is om te komen tot een oplossing van het conflict. Zo nodig splitst u het conflict op in overzichtelijke deelproblemen die een voor een besproken kunnen worden. De partijen proberen een genuanceerd beeld van het conflict en de wensen van de ander te krijgen om constructieve probleemoplossing mogelijk te maken. Zij moeten daarvoor de visie van de ander en van de bemiddelaar overwegen. Op grond daarvan kunnen ze dan hun eigen ideeën over het conflict aanpassen. U moet de verschillende onderdelen van het conflict uit elkaar kunnen houden en dat ook aangeven aan de partijen. Omdat het bij bemiddeling steeds om vrij complexe conflicten gaat, lopen er vaak veel grieven door elkaar. Sommige spelen al jaren, andere zijn pas ontstaan. Sommige klachten zijn heel zakelijk, andere sterk emotioneel. Soms spelen sterke verschillen in belangen mee. U moet deze onderdelen uit elkaar weten te houden om straks deeloplossingen te kunnen zoeken.

Zowel u als bemiddelaar als de beide partijen streven in de derde fase – *behandeling* – naar een voor alle partijen acceptabele oplossing en het opstellen van een actieplan. U moet hiervoor de keuzemogelijkheden met de voor- en nadelen op een rijtje zetten, vaststellen hoe de gewenste oplossing precies bereikt kan worden en welk concreet gedrag daarvoor noodzakelijk is. Daarnaast is het uw taak om de partijen te ondersteunen bij de uitvoering van hun actieplan. De partijen hebben als taak oplossingen te bedenken, keuzes en concrete afspraken te maken zodat de plannen ook uitgevoerd kunnen worden. Als de partijen onderling goed communiceren moet u zich wat meer terugtrekken en de partijen zo veel mogelijk zelf oplossingen laten zoeken. Zijn de partijen zelf niet in staat tot een oplossing te komen, dan kunt u uw eigen ideeën over een mogelijke oplossing met de partijen bespreken. De afsluiting van deze fase moet altijd een afspraak zijn voor een vervolggesprek om te bekijken of de gekozen oplossing tot het gewenste resultaat heeft geleid.

Er blijft altijd een mogelijkheid bestaan dat de partijen niet tot een oplossing kunnen komen. U moet dan overwegen en bespreken of u alsnog een procesbegeleider zult inschakelen of tot een machtsingreep over zult gaan. Omschakeling naar een andere strategie is voor de partijen echter alleen acceptabel wanneer dit van tevoren in de eerste fase van het driehoeksgesprek, bij de uitleg van de werkwijze als mogelijkheid is aangekondigd.

Om greep te houden op het proces is een *directieve houding* van de bemiddelaar nodig. Met directief wordt bedoeld dat u de leiding van het gesprek houdt en initiatieven neemt waar dat nodig is. Het gevaar van directief zijn is dat dit kan vervallen in starheid, bijvoorbeeld in het omgaan met het interventiemodel. Niet altijd is het nodig alle stappen precies volgens het model te doen. U zou bijvoorbeeld zeer vertrouwd kunnen zijn met de achtergronden van het conflict, de conflictinhoud, de verhoudingen tussen de partijen, enzovoort. In dit geval zou u het voorgesprek kunnen laten vervallen. Door dit te doen neemt u een flexibele houding aan die beter past bij de situatie. Om de partijen tot probleemoplossend gedrag te stimuleren, moet u in het algemeen proberen een ontspannen en positieve sfeer te creëren. Dit kunt u bevorderen door zelf een constructieve houding aan te nemen. Door opbouwende bijdragen van de partijen te belonen en zelf het goede voorbeeld te geven, kunt u door die houding alleen al bijdragen tot een oplossing.

Literatuur

Blake, R.R. & Mouton, J.S. (1964). *The managerial grid.* Houston: Gulf Publishing.
Dam, N.H.M. van & Marcus, J.A. (1999). *Een praktijkgerichte benadering van organisatie & management.* Houten: EPN.
Dolmans, A. J. (2006). *Werkprocessen in de huisartspraktijk.* Houten: Bohn Stafleu van Loghum.
Haan, J. de, Dijkers, F. W. & Nijland (2005). *Praktijkvoering voor de huisarts.* Maarssen: Elsevier gezondheidszorg.
Hersey, P. (1984). *The situational Leader.* Escondido (CA): Center for Leadership Studies.
Hersey, P. & Blanchard, K.E. (1969). Life Cycle Theory of Leadership. *Training and Development Journal,* 5.
Hersey, P. & Blanchard, K.E. (1988). *Management of organizational behavior. Utilizing Human Resource.* (5de ed.). Englewood Cliffs: Prentice-Hall International.
House, R.J. (1971). A path goal theory of leadership effectiveness. *Administrative Science Quarterly,* 16, p. 321-328.
Kluytmans, F. (Ed.) (2001). *Leerboek personeelsmanagement.* Groningen: Wolters-Noordhoff.
Langedijk, M.C. (1998). *Flexibel belonen: de keuze voor arbeidsvoorwaarden op maat.* Assen: van Gorkum.
Likert, R. (1961). *New patterns of management.* New York: McGraw-Hill.
NVDA (Nederlandse Vereniging van Doktersassistenten) (2005). *Beroepsprofiel doktersassistent.* Utrecht: NVDA.
Maslow, A.H. (1970). *Motivation and personality, 2nd ed.* New York: Harper & Row.
McGregor, D. (1960). *The human side of enterprise.* New York: McGraw-Hill.
Mintzberg, H. (1973), *The nature of managerial work,* New York: Harper & Row.
Mintzberg, H. (1989). *Mintzberg on management: inside our strange world of organisations,* New York: Macmillan.
Quinn, R.E., Fearman, S.R., Thompson, M.P. & McGrath, M.R. (1997). *Handboek managementvaardigheden.* Schoonhoven: Academic Service.
Reddin, W.J. (1970). *Managerial effectiveness.* New York: McGraw-Hill.
Stoker, J.I. & Kolk, N.J. (2003). *Grip op leiderschap. Toegankelijke modellen en praktische inzichten.* Deventer: Kluwer.
Vroom, V.H. (1964). *Work and motivation.* New York: John Wiley.
Vroom, V.H. & Yetton, P.W. (1973). *Leadership and decision making.* Pittsburgh: University of Pittsburgh Press.

Bijlagen

1 Voorbeeld functieomschrijving praktijkassistent

Deze functieomschrijving is gebaseerd op het Beroepsprofiel Doktersassistent (NVDA, 2005). Aangezien elke praktijk anders is, kunt u deze omschrijving slechts als uitgangspunt of inspiratiebron gebruiken. In deze functieomschrijving wordt het woord 'patiënt' gebruikt. Er valt veel voor te zeggen om hiervoor het woord 'zorgvrager' te gebruiken.

Doel van de functie

De praktijkassistent voert werkzaamheden uit ten behoeve van de voorbereiding, uitvoering en afronding van patiëntenzorg. Het doel van de werkzaamheden is de ondersteuning van de huisarts bij zijn dagelijkse praktijkvoering. Hierbij gaat het in algemene zin om het helder krijgen van de zorgvraag, (zelfstandig) handelen en adviseren conform protocollen en het scheppen van randvoorwaarden zodat de behandelaar efficiënt en effectief de zorgvrager kan helpen/behandelen.

Plaats in de organisatie

De assistent valt hiërarchisch onder de huisarts die belast is met personeelszaken en legt aan hem verantwoording af. Functioneel valt zij onder de huisarts bij wie ze assisteert.

Functie-inhoud

De volgende hoofdgebieden worden onderscheiden:
1 voeren van de intake;
2 adviseren en voorlichten;
3 uitvoeren van handelingen in het kader van de individuele gezondheidszorg;
4 organiseren van werkprocessen en het vastleggen van gegevens;
5 samenwerken en afstemmen met collega's en andere disciplines;
6 professiegebonden taken.

Daarnaast is de assistent bereid overige taken te vervullen die in het kader van haar functie verwacht mogen worden.

ad 1 voeren van de intake

- het op correcte wijze ontvangen van de patiënt (zowel aan de balie als aan de telefoon);
- het begeleiden van de patiënt: geruststellen bij angst, beantwoorden van vragen; de hulpvraag helder krijgen en de mate van urgentie bepalen (triage). Dit wordt zorgvuldig vastgelegd;
- informeren over de gang van zaken in de praktijk (praktijkboekje uitreiken bij nieuwe patiënten);
- het inschrijven c.q. controleren van NAW- en verzekeringsgegevens;
- het klaarleggen van de benodigde instrumenten en materialen voor de (eventuele) voorgenomen behandeling, de patiëntenkaart klaarzetten op de computer.

ad 2 adviseren en voorlichten

- het gevraagd (en soms) ongevraagd geven van advies en voorlichting aan de patiënt;
- voorlichting geven over medicijngebruik;
- instructies geven bij het verzamelen van urine en fecesmonsters;
- het verzorgen en actueel houden van de wachtkamervoorlichting (foldermateriaal);
- het geven van voorlichting aan specifieke patiënten en doelgroepen (diabetes, astma, COPD en hypertensie);
- het doorgeven aan de arts van relevante informatie die zij tijdens het adviseren en voorlichten heeft verkregen.

ad 3 uitvoeren van handelingen in het kader van de individuele gezondheidszorg (patiëntenzorgtaken)

- het opruimen, schoonmaken en desinfecteren van de praktijkruimte en het instrumentarium;
- het zorgen voor een goede hygiëne in de praktijk, waaronder ook de persoonlijke hygiëne;
- het in orde brengen van de onderzoeksruimte;
- zelfstandig de volgende handelingen verrichten, waarbij de zgn. 'voorbehouden handelingen' worden verricht onder de voorwaarden zoals genoemd in de wet BIG:
  - lengte en gewicht meten;
  - een verband aanleggen of verwisselen;
  - injecties geven;
  - venapuncties verrichten;
  - Hb- en glucosegehalte in het bloed bepalen;
  - hechtingen verwijderen;

- enzovoort.

(deze lijst kunt u op basis van uw eigen ideeën verder opstellen)

ad 4 organiseren van werkprocessen en het vastleggen van gegevens

– het maken van een dagplanning;
– het beheren en onderhouden van de agenda;
– het plannen van spreekuren en visistes
– het assisteren van de huisarts tijdens de behandeling;
– het verzorgen van de patiëntenadministratie;
– het maken van een of meer vervolgafspraken met de patiënt;
– het klaarmaken van (herhalings)recepten ter ondertekening;
– het typen van verwijsbrieven;
– het beheren, controleren en bestellen van voorraden.

ad 5 samenwerken en afstemmen met collega's en andere disciplines

– het constructief deelnemen aan het werkoverleg;
– het zorgvuldig overdragen van informatie en werkzaamheden aan collega's;
– het onderhouden van contacten met andere praktijken over weekend- en avonddiensten.

ad 6 professiegebonden taken

– het volgen van bij- en nascholing zoals dat tijdens de jaarlijkse functioneringsgesprekken wordt afgesproken;
– deelnemen aan de intervisiebijeenkomsten.

2 Formulier functioneringsgesprek

Bijlage bij formulier functioneringsgesprek

De volgende onderwerpen kunnen besproken worden:
   (uiteraard alleen indien van toepassing)

1 Algemeen functioneren
a flexibiliteit
b efficiëntie
c omgang met collega's
d inzet en motivatie
e initiatieven
f omgang met kritiek
g omgang met verandering
h uiterlijke verzorging
i veiligheid en milieu

2 Omgang met patiënten
a vriendelijkheid
b omgang met emoties
c omgang met lastig gedrag
d voorlichting
e woordkeus en woordgebruik
f telefoonbehandeling

3 **Medisch-technisch handelen**
a assisteren in algemene zin
b niet-voorbehouden handelingen
c voorbehouden handelingen
d hygiëne
e interpretatie van en omgang met spoedgevallen
f inzicht in behandelingen
g nazorg
h rapportage aan de huisarts

4 **Organisatie en administratie**
a organiseren en uitvoeren patiëntenplanning
b planning spoedgevallen
c overige agendazaken
d computerkennis en computergebruik
e factureren
f verwerken betalingen
g verslaglegging
h nauwkeurigheid (werken volgens protocol)
i netheid

naam medewerker:

datum vorig functioneringsgesprek:

datum huidig functioneringsgesprek:

Afspraken vorig functioneringsgesprek:

1

2

3

4

5

Onderwerpen die de medewerker wil bespreken:

1

2

3

4

5

Onderwerpen die de leidinggevende wil bespreken:

1

2

3

4

5

Agenda

1 Afspraken vorig functioneringsgesprek (dit onderwerp staat 'standaard' op de agenda).

2

3

4

5

6

7

8

9

10

Samenvatting gespreksinhoud en gemaakte afspraken
visie van zowel medewerker als leidinggevende weergeven; afspraken per onderwerp)

1

inhoud:

afspraken:

2

inhoud:

afspraken:

3

inhoud:

afspraken:

Bijlagen

4

inhoud:

afspraken:

5

inhoud:

afspraken:

6

inhoud:

afspraken:

7

inhoud:

afspraken:

8

inhoud:

afspraken:

9

inhoud:

afspraken:

10

inhoud:

afspraken:

Handtekeningen

(ter bevestiging dat het gesprek en de afspraken correct zijn weergegeven)

Leidinggevende:	Medewerker:
Datum:	Datum:

3 Formulier beoordelingsgesprek

In deze beoordeling worden de volgende scores gehanteerd:		
A	uitmuntend	De prestatie gaat ver uit boven de norm
B	zeer goed	De prestatie steekt uit boven de norm
C	goed	De prestatie beantwoordt aan de norm
D	matig	De prestatie voldoet niet geheel aan de norm
E	onvoldoende	De prestatie voldoet niet aan de norm

naam medewerker:

datum vorig beoordelingsgesprek:

datum huidig beoordelingsgesprek:

Algemeen functioneren

Flexibiliteit	beoordeling: A / B / C / D / E
Motivatie leidinggevende	Reactie medewerker

Afspraken:

Efficiëntie	beoordeling: A / B / C / D / E
Motivatie leidinggevende	Reactie medewerker

Afspraken:

Omgang met collega's	beoordeling: A / B / C / D / E
Motivatie leidinggevende	Reactie medewerker

Afspraken:

Bijlagen

Inzet en motivatie	beoordeling: A / B / C / D / E
Motivatie leidinggevende	Reactie medewerker

Afspraken:

Initiatieven	beoordeling: A / B / C / D / E
Motivatie leidinggevende	Reactie medewerker

Afspraken:

Omgang met kritiek	beoordeling: A / B / C / D / E
Motivatie leidinggevende	Reactie medewerker

Afspraken:

Omgang met verandering	beoordeling: A / B / C / D / E
Motivatie leidinggevende	Reactie medewerker

Afspraken:

Uiterlijke verzorging	beoordeling: A / B / C / D / E
Motivatie leidinggevende	Reactie medewerker

Afspraken:

Veiligheid en milieu	beoordeling: A / B / C / D / E
Motivatie leidinggevende	Reactie medewerker

Afspraken:

Omgang met patiënten	
Vriendelijkheid	beoordeling: A / B / C / D / E
Motivatie leidinggevende	Reactie medewerker
Afspraken:	
Omgang met emoties	beoordeling: A / B / C / D / E
Motivatie leidinggevende	Reactie medewerker
Afspraken:	
Omgang met lastig gedrag	beoordeling: A / B / C / D / E
Motivatie leidinggevende	Reactie medewerker
Afspraken:	

Voorlichting	beoordeling: A / B / C / D / E
Motivatie leidinggevende	Reactie medewerker

Afspraken:

Woordkeus en woordgebruik	beoordeling: A / B / C / D / E
Motivatie leidinggevende	Reactie medewerker

Afspraken:

Telefoonbehandeling	beoordeling: A / B / C / D / E
Motivatie leidinggevende	Reactie medewerker

Afspraken:

Medisch-technisch

Assisteren in algemene zin	beoordeling: A / B / C / D / E
Motivatie leidinggevende	Reactie medewerker

Afspraken:

Niet-voorbehouden handelingen	beoordeling: A / B / C / D / E
Motivatie leidinggevende	Reactie medewerker

Afspraken:

Voorbehouden handelingen	beoordeling: A / B / C / D / E
Motivatie leidinggevende	Reactie medewerker

Afspraken:

Hygiëne	beoordeling: A / B / C / D / E
Motivatie leidinggevende	Reactie medewerker

Afspraken:

Interpretatie van en omgang met spoedgevallen	beoordeling: A / B / C / D / E
Motivatie leidinggevende	Reactie medewerker

Afspraken:

Hygiëne	beoordeling: A / B / C / D / E
Motivatie leidinggevende	Reactie medewerker

Afspraken:

Interpretatie van en omgang met spoedgevallen	beoordeling: A / B / C / D / E
Motivatie leidinggevende	Reactie medewerker

Afspraken:

Inzicht in behandelingen	beoordeling: A / B / C / D / E
Motivatie leidinggevende	Reactie medewerker

Afspraken:

Nazorg	beoordeling: A / B / C / D / E
Motivatie leidinggevende	Reactie medewerker

Afspraken:

Rapportage aan de huisarts	beoordeling: A / B / C / D / E
Motivatie leidinggevende	Reactie medewerker
Afspraken:	

Organisatie en administratie

Organiseren en uitvoeren patiëntenplanning	beoordeling: A / B / C / D / E
Motivatie leidinggevende	Reactie medewerker

Afspraken:

Planning spoedgevallen	beoordeling: A / B / C / D / E
Motivatie leidinggevende	Reactie medewerker

Afspraken:

Overige agendazaken	beoordeling: A / B / C / D / E
Motivatie leidinggevende	Reactie medewerker

Afspraken:

Computerkennis en computergebruik	beoordeling: A / B / C / D / E
Motivatie leidinggevende	Reactie medewerker

Afspraken:	

Factureren	beoordeling: A / B / C / D / E
Motivatie leidinggevende	Reactie medewerker

Afspraken:	

Verwerken betalingen	beoordeling: A / B / C / D / E
Motivatie leidinggevende	Reactie medewerker

Afspraken:	

Verslaglegging	beoordeling: A / B / C / D / E
Motivatie leidinggevende	Reactie medewerker

Afspraken:

Nauwkeurigheid (werken volgens protocol)	beoordeling: A / B / C / D / E
Motivatie leidinggevende	Reactie medewerker

Afspraken:

Netheid	beoordeling: A / B / C / D / E
Motivatie leidinggevende	Reactie medewerker

Afspraken:

Handtekeningen

(Ter bevestiging dat het gesprek is gevoerd en kennis is genomen van dit formulier. Ondertekening betekent niet per se dat de betrokkene het eens is met de inhoud. Bezwaren tegen de inhoud dienen schriftelijk te worden ingediend.)

Leidinggevende: Medewerker:

Datum: Datum:

Over de auteur

Erik Ranzijn (1957) studeerde psychologie (functieleer) en informatica aan de Universiteit van Amsterdam. Na zijn afstuderen werkte hij eerst als automatiseringsadviseur. Daarna werd hij onderzoeker aan de Universiteit Twente. Hij promoveerde daar op het snijvlak van de cognitieve psychologie, de informatica en de onderwijskunde. Hij onderzocht de effecten op het leerresultaat van instructievarianten in computergestuurde instructiesystemen bij het leren van natuurlijke begrippen.

Na zijn promotie ging hij werken bij een internationaal opererend trainings- en adviesbureau, waar hij later als Business Unit directeur verantwoordelijk was voor projecten op het gebied van de opleidingstechnologie.

Na korte tijd gewerkt te hebben als projectleider op het gebied van High Technology Training, werd hij directeur van een van de oudste trainingsbureaus van ons land.

In 1999 richtte hij Roovos Organisatieontwikkeling op. Vanuit dit bureau geeft hij trainingen op het gebied van management, commercie en communicatie, geeft hij adviezen en voert hij interimmanagementprojecten uit. Hij begeleidt praktijken bij een veelheid van vraagstukken.

Roovos Organisatieontwikkeling
    dr. Erik Ranzijn
    Nieuwe Teertuinen 24
    1013 LV Amsterdam
    020-330 61 84
    info@roovos.nl
    www.roovos.nl

GPSR Compliance
The European Union's (EU) General Product Safety Regulation (GPSR) is a set of rules that requires consumer products to be safe and our obligations to ensure this.

If you have any concerns about our products, you can contact us on

ProductSafety@springernature.com

In case Publisher is established outside the EU, the EU authorized representative is:

Springer Nature Customer Service Center GmbH
Europaplatz 3
69115 Heidelberg, Germany

www.ingramcontent.com/pod-product-compliance
Ingram Content Group UK Ltd.
Pitfield, Milton Keynes, MK11 3LW, UK
UKHW051250180426

11947UKWH00020B/1643

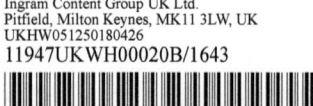